U0127854

疼痛疗愈

——肌筋膜触发点精准疗法图解

主 编　谭树生
　　　　黄强民

副主编　刘　琳

编 者　苏曲之
　　　　李展儒

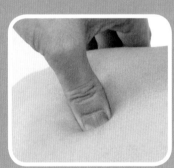

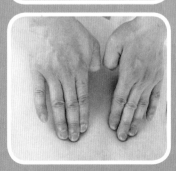

人民卫生出版社
·北京·

图书在版编目（CIP）数据

疼痛疗愈：肌筋膜触发点精准疗法图解 / 谭树生，黄强民主编. — 北京：人民卫生出版社，2023.7
ISBN 978-7-117-33848-6

Ⅰ.①疼… Ⅱ.①谭… ②黄… Ⅲ.①肌肉疾病 – 诊疗 – 图解②筋膜疾病 – 诊疗 – 图解 Ⅳ.①R685-64 ②R686.3-64

中国版本图书馆 CIP 数据核字（2022）第 197440 号

人卫智网	www.ipmph.com	医学教育、学术、考试、健康，购书智慧智能综合服务平台
人卫官网	www.pmph.com	人卫官方资讯发布平台

疼痛疗愈——肌筋膜触发点精准疗法图解
Tengtong Liaoyu —— Jijinmo Chufadian Jingzhun Liaofa Tujie

主　　编：谭树生　黄强民
出版发行：人民卫生出版社（中继线 010-59780011）
地　　址：北京市朝阳区潘家园南里 19 号
邮　　编：100021
E - mail：pmph @ pmph.com
购书热线：010-59787592　010-59787584　010-65264830
印　　刷：天津市银博印刷集团有限公司
经　　销：新华书店
开　　本：710×1000　1/16　　印张：11
字　　数：163 千字
版　　次：2023 年 7 月第 1 版
印　　次：2023 年 7 月第 1 次印刷
标准书号：ISBN 978-7-117-33848-6
定　　价：79.00 元

打击盗版举报电话：010-59787491　E-mail：WQ @ pmph.com
质量问题联系电话：010-59787234　E-mail：zhiliang @ pmph.com
数字融合服务电话：4001118166　E-mail：zengzhi @ pmph.com

前言

在现代医学教育中，没有一门专讲骨骼肌功能的课程，导致我们对骨骼肌功能的认识严重不足，尤其对骨骼肌功能失调没有很好地掌握，常不能正确处理一些症状，如常见的关节疼痛，仅进行局部影像学检查及治疗，也就是常说的"头痛医头，脚痛医脚"，效果往往比较局限。

骨骼肌是人体最大的组织，具有产生运动、维持姿势、保护内脏、产热和液体泵等多种功能。

人的举手投足、呼吸等动作都离不开肌肉收缩，所以运动是骨骼肌最基本也是最重要的功能。

骨骼肌帮助人体克服重力，保持直立姿势。抬头，躯体直立，臀部、膝盖与双足的活动等都依靠骨骼肌收缩。骨骼肌还参与改变姿势，如身体倾斜或从椅子站起时的调节反应。直立时，维持姿势的肌肉是时时刻刻在工作的。

在没有骨骼保护的部位，骨骼肌具有保护内部结构的功能。如腹部没有骨骼保护，内部器官容易受损，但是强大的腹肌在保障躯干自由活动的同时，还能够保护其内部器官和结构。

骨骼肌收缩运动时也产生热量，这种热量的产生称为产热。骨骼肌产生的能量约有 3/4 是热能。当机体由于寒冷而颤抖时，这种不自主的肌肉收缩可产生热量，用以维持体温。

众所周知，心肌收缩是驱动血液循环系统的主要动力，但骨骼肌在此过程中也起一定作用，特别是骨骼肌收缩能促进静脉血与淋巴回流。心脏泵血可使动脉保持较高压力，但淋巴管和静脉内的压力相对较低，需从周围肌肉的收缩过程中获得动力，驱使腔内液体向前流动。尤其是液体需要克服重力向上流动时，如静脉血从下肢向心回流的过程中，骨骼肌的收缩尤为重要。

人们在生活和工作中，避免不了损伤骨骼肌，如最常见的创伤、劳累、寒冷、潮湿、肌肉过度或长时间维持在收缩状态，骨骼肌因受损出现局部的疼痛和运动功能障碍，以及自主神经症状或内脏器官功能紊乱等一系列综合征。美国医生 Janet G. Travell 对骨骼肌功能及失调进行长期研究及实践，于 1942 年提出肌筋膜疼痛触发点（the trigger point，又称激痛点或扳机点）这个概念，又经过 40 多年的经验总结，在 1983 年出版了《肌筋膜疼痛和功能障碍：触发点手册》（*Myofascial Pain and Dysfunction: the Trigger Point Manual.Vol.1*），书中指出，大部分的常见疼痛，以及许多不明原因的症状，实际上都是由肌肉内存在的触发点引起的。

笔者自 2006 年 8 月跟随留欧博士黄强民教授学习肌筋膜触发点的理论和技术后，在临床中不断地实践，深刻体会到，肌筋膜触发点所致的肌筋膜疼痛综合征（又称肌筋膜炎）是疼痛门诊中最常见的疼痛种类，如颈椎病、耳大神经痛或枕大神经痛、胸廓出口综合征、肩关节周围炎、网球肘等，同时包括眩晕、头晕、偏头痛、失眠、焦虑、上肢和胸背部牵涉痛为症状的综合征，多数是由这些部位肌肉的肌筋膜触发点所致。

肌筋膜触发点是指受累骨骼肌上能够激惹疼痛的位置，通常可在这个位置上摸到一个如琴弦样拉紧的带或条索样结节，挤压或触压时疼痛，并且能引起远处的牵涉痛和交感现象，包括临床上涉及的许多头颈、躯干和四肢的疼痛。受累的肌肉常有一个或几个固定的疼痛点，每一个疼痛点都有自己固定的牵涉痛区域。一个原发疼痛点可触发另一个邻近疼痛点，第2个疼痛点又可触发更远处的疼痛点，从而造成远距离牵涉痛。牵涉性的头痛还会引起失眠和焦虑。不同部位肌筋膜疼痛触发点引起的临床综合征有各自的特征。在中国，骨科、伤科、康复科和运动医学科门诊中所遇到的难治性、非器质性疼痛大多数都属于触发点疼痛或肌筋膜疼痛综合征。

笔者在前人的基础上，把常见的、容易出现肌筋膜触发点的肌肉归纳出来，在照片中将每一块肌肉的肌筋膜触发点位置做了白色的 X 标示，这是触发点的大概位置，可能是 1 个点或 2 个点，需要触诊仔细寻找；红色的点表示牵涉痛区域。同时对其症状进行了简单的描述。推拿和牵张拉伸是治疗肌筋膜疼痛综合征的有效手段，因其无创性，患者更易于接受。而且患者可以经过学习，自行推拿和牵张，能自我治疗。希望此书能为大家对于肌筋膜疼痛综合征的诊断和治疗，起到抛砖引玉的作用。

此书存在的不足或错误，恳请大家阅读后指出，以便再版时完善或修正。

非常感谢我的恩师黄强民教授，带我进入肌筋膜触发点领域，让我感受到了触发点的无穷妙趣，值得我终身学习和探索。

感谢李展儒老师，他原为医学生，后获得上海大学管理学院管理学博士，现任广西财经学院教师。在摄影过程中，我们会充分交流每一个牵拉动作，保证每个动作到位。

感谢广西中医药大学解剖教研室苏曲之老师，为绘图作出的巨大贡献。

感谢刘琳博士提供文献资料以及帮助修订。

更感谢家人对我的支持。

谭树生

2023 年 3 月

目录

第三章　自我牵张疗法

第八章 腿部肌筋膜触发点

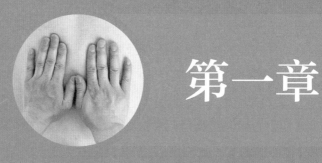

第一章

肌筋膜触发点
概述

　　肌肉是参与人体运动和维持人体稳定的主要结构之一，而骨骼肌是体内最多的组织，约占体重的40%，它通过结缔组织依附于骨骼，其作用是移动骨骼和稳定躯体姿势。骨骼肌由大量成束的肌纤维组成，每条肌纤维就是一个独立的功能和结构单位，它们至少接受一个运动神经末梢的支配，并且只有在支配它们的神经纤维有神经冲动传来时，才能进行收缩。因此，人体所有的骨骼肌活动，都是在中枢神经系统控制下完成的。

　　几乎每一个人都经历过肌肉疼痛，有时还会出现严重的临床症状。急性损伤可以直接引起肌肉疼痛和急性肌筋膜触发点疼痛，例如挫伤、贯穿伤、撕裂伤、牵拉伤、过用伤等。如果这些急性疼痛得不到良好的治疗和彻底治愈，就可能发展为慢性骨骼肌疼痛和慢性肌筋膜触发点疼痛。更常见的是，这种慢性骨骼肌疼痛在以后无须有肌肉本身的损伤，只要机体任何组织和结构有损伤，都可以被引发。在临床上，这种情况被称为慢性肌肉疼痛综合征或肌筋膜疼痛综合征（myofascial pain syndrome，MPS，简称"触发点"），也称为肌筋膜炎；而这种疼痛综合征都是由肌筋膜触发点（myofacial trigger points，MTrPs）引起的。这个术语是美国医生Janet G. Travell在1942年通过大量的临床观察和治疗后首先提出的，21世纪初被医疗界广泛接受，认为触发点是局部可辨别的疼痛或对疼痛敏感的骨骼肌上的结节。目前所公认的有两种类型的触发点，一种是可自动产生疼痛或者运动时可以产生疼痛反应的活性触发点；还有一种是潜伏触发点，后者仅表现为疼痛、不适和对压迫有疼痛反应。最近对人体和动物的研究中，已经可以肯定触发点总是发生在神经肌肉接头处，而且发现6个月大的婴儿就有潜伏的触发点。潜伏的触发点可能是机体的一种防御机制，以避免使已损伤的组织和结构进一步受损，从而限制可能导致受损组织再损伤的运动。肌筋膜触发点受到激惹，是肌骨骼系统疼痛的主要原因，也是腰背痛和颈肩痛最常见的原因之一。有研究报道，164个有头痛和颈部痛症状，并伴有牵涉痛至少6个月的患者，55%的患者初期被诊断为肌筋膜疼痛综合征。

　　Janet G. Travell医生（1901—1997年）是一位风湿病内科医生，1940年她开始从事脊柱推拿术研究，发现大多数肌肉疼痛的患者都有肌肉的带状结节或结节带，因此她把目光转向了肌筋膜触发点治疗性研究和观察。1955 年，她治愈了上议院参议员 John F. Kennedy（约翰·肯尼迪总统）因陈旧性背部损伤引发的疼痛。后来，大卫·西孟氏（David G. Simons）教授加盟，做了许多病理生理方面的理论研究，两人合作出版了《肌筋膜疼痛和功能障碍：触发点手册》，并在该书中提出了触发点概念。Travell 认为触发点是骨骼肌上应激性过度的结节，即在一块紧张的肌肉上有可触知的疼痛致敏性结节，按压该结节会有疼痛感，还可出现明显的牵涉痛、运动障碍和自主神经功能失调。

目前，对肌筋膜疼痛综合征研究主要集中于以下几个方面：①肌筋膜触发点的临床特征；②肌筋膜触发点的基础研究；③为研究肌筋膜触发点建立人体和动物模型；④肌筋膜触发点区域的多发点；⑤敏感点的脊髓机制；⑥引起敏感小点的运动终板；⑦肌筋膜触发点的自主神经功能；⑧肌筋膜触发点的病理生理学；⑨肌筋膜触发点的治疗。这几方面的研究工作基本可以在国外的文献中查到，而且每一项工作都具有连续性，信息量和知识量在逐年扩大。在国内文献中，可以找到对肌筋膜触发点临床特征和治疗研究的文献。

一般来说，肌筋膜疼痛综合征在以下三类人群中比较多见。

一是老年人，软组织的退行性变性增加了慢性肌痛和关节疼痛的概率，颈、肩、腰、臀、腿为多发部位，严重影响了他们退休后的生活质量。

二是运动员和重体力劳动者，好发部位常影响他们的运动成绩或劳动成绩，造成过早退役或退休。

三是公务员和电脑操作人员，胸锁乳突肌、斜方肌、提肩胛肌和斜角肌的过度疲劳，造成颈部和手臂部无力，容易影响工作效率。

对于肌筋膜触发点的初学者来说，以下重要的问题需要注意：①患者感到的疼痛部位不常是病灶所在的部位，如患者感到关节疼痛常不是真正的关节疼痛，而是因关节周围肌肉的慢性疼痛所引发关节部位的牵涉痛。因此，在诊断上要特别注意。②治疗时，要考虑综合治疗，特别是疼痛较重的患者，要将被动牵拉和主动训练的方式结合起来。

MTrPs 的诊断标准如下：①明确的触压痛点；②疼痛的识别程度（患者

能准确认知）；③拉紧带（包括酸痛点）和条束状结节；④牵涉痛和局部抽搐反应是触发点的准确定位的征象。如果能够准确地诊断及精准定位治疗，治疗效果相当明显。

第一节 发病机制

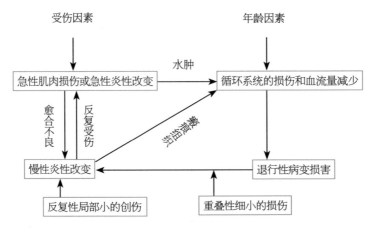

图 1-1　慢性骨骼肌疼痛的发病机制

骨骼肌疼痛的基础原理如图 1-1 中所述。骨骼肌疼痛的最主要原因是软组织的损伤激活了潜伏的肌筋膜触发点，但也可以是炎性改变或退行性变性，或是两者同时存在。受伤的软组织从炎性改变开始，而这种炎性改变也是损伤修复的开始；如果急性损伤不能完全治愈或治疗方法不当，使炎症过程延长，骨骼肌的损伤就会转化为慢性的骨骼肌肌筋膜触发点疼痛。慢性炎性损伤可由慢性反复性的细小创伤造成，也可在退行性变性的基础上由细小的损伤引发。这种细小的损伤在正常情况下一般不会对正常组织造成伤害，但如果有退行性变性的基础，就容易对正常组织造成伤害。退行性变性可以因为局部循环障碍以及血管数量减少而引发；这种血液循环障碍的状况可因年龄的增长、急性损伤后组织水肿及慢性损伤而加重。因此，无论是炎性改变还是退行性变性都可能促进潜伏或隐性的肌筋膜触发点向活动的肌筋膜触发点转化。

第二节 病理生理学

David G.Simons 教授和其他的临床康复专家们通过大量的临床实践和实验方面的研究，证实了触发点的存在和病理生理及神经生理学的基础。肌筋膜触发点的研究基于两方面：电生理和组织学，根据研究结果设置了下述的理论假设。近年来的电生理学和组织学研究证实了这个理论的可能性，即肌筋膜触发点疼痛是由梭外肌纤维上运动终板的功能异常所致的一种神经骨骼肌疾病。洪章仁教授的加盟加速了肌筋膜触发点疼痛研究的进度。他首先建立了肌筋膜触发点疼痛的动物模型，然后进行肌电生理研究。同时也提供了大量的临床研究和实例，例如针刺引起的局部抽搐反应（local twitch response）与拉紧的张力带密切相关，是治疗的关键。最近的微电极诊断证据证实异常肌运动终板神经末梢处的乙酰胆碱浓度在休息状况下存在着病理性增高，继而引发终板后膜持续去极化，并产生持续性肌节缩短和肌纤维收缩，因此出现了运动终板处的收缩结节。这种慢性持续肌节缩短增加了局部能量的消耗，减少了局部血液循环；局部缺血和低氧可刺激神经血管反应物质的释放，这些炎性物质极大敏化了肌梭传入神经，从而引起触发点疼痛。这些物质又可以刺激乙酰胆碱释放，形成了一个正反馈环的恶性刺激，拉长短缩肌节可以打破正反馈环。如果肌节长期短缩，还会使受累骨骼肌周围筋膜挛缩，而妨碍肌肉牵张治疗。当伤害性感受器致敏时，传入神经将疼痛信号传入脊髓，产生了中枢疼痛信号，中枢疼痛信号再扩散到邻近的脊髓节段，则会引起牵涉痛。长期的中枢敏化可以增加感觉神经元的兴奋性和扩大神经元受体池，造成顽固性牵涉痛。图 1-2 中的斜线和直线提示需要治疗的关键。神经血管反应物质的释放是引起局部交感症状的主要原因，这些症状表现为：滚动时皮肤出现疼痛、对触摸和温度高敏感、怕吹风、异常出汗、反应性充血和烧灼感、皮肤划痕症等。

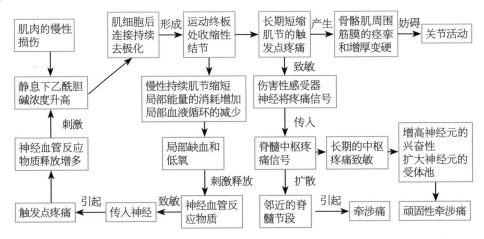

图 1-2　肌筋膜触发点病理生理机制特点的能量危机假说及产生顽固性牵涉痛的机制

　　肌筋膜触发点引起的肌肉痉挛造成关节周围肌肉生物力学的平衡失调，从而产生了一系列的病理改变（如脊柱退行性变性、不稳定的功能失调）和继发性触发点（图 1-3）。

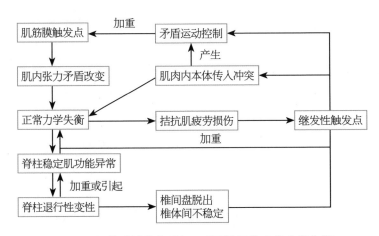

图 1-3　肌筋膜触发点引起一系列的机体生物力学失衡

　　洪章仁教授提出脊髓内存在肌筋膜触发点通路的假设，并且指出肌筋膜触发点通路是触发点现象的主要控制中心。当触发点区域的伤害性感受器受到刺激时，神经冲动就会通过这个触发点通路传导至大脑皮质，引起局部疼痛。用力按压刺激可引起强烈的神经冲动，这个强烈的神经冲动也可以通过相应的触发点通路传导至另一个触发点的触发点通路从而引起牵涉痛，或者通过脊髓的多突触反射引发局部抽搐反应（图1-4）。而这个触发点通路可以通过外周的刺激（如深压、推拿或针刺）来使它减少致敏，这样可以阻断疼痛冲动传至中枢。这可能也是肌筋膜疼痛治疗的一个基本原理。

总结： 触发点有两个重要的特征，牵涉痛（ReP）和局部抽搐反应（LTR）。基础研究提供了确凿的证据表明牵涉痛是一种脊髓中枢致敏现象。临床研究和动物实验研究提示，局部抽搐反应主要通过脊髓的多突触反射引发。

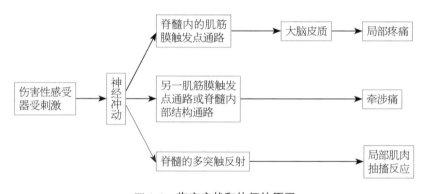

图 1-4　临床症状和体征的原因

这一系列的病理改变主要体现在神经肌肉感觉系统的改变或受到干扰，致使运动系统的局部功能单位的功能失调。这里的感觉系统的改变指的是局部或受累肌肉的本体感受失调，使中枢对局部运动功能单位的运动控制失调，最后造成更多组织器官的损伤。

第三节　临床特点

肌筋膜触发点是受累骨骼肌上能够激惹疼痛的位置，通常可在这个位置上摸到拉紧的带（条索样结节），挤压和触压该触发点时可以感到酸胀疼痛；有些还能引起远处的牵涉痛，有时快速触压还能引起局部抽搐反应。肌筋膜触发点的产生可以引起许多机体部位疼痛综合征，包括头颈、躯干和四肢等疼痛，诸如：偏头痛、头晕、眩晕、牙痛、面肌抽搐、三叉神经痛、下颌关节疼痛、颈椎病、胸廓出口综合征、肩周炎、背痛、脊上韧带炎、肱骨内上髁炎、肱骨外上髁炎、桡骨茎突狭窄性腱鞘炎、尺骨茎突狭窄性腱鞘炎、腕管综合征、手指和手掌痛、腰腿痛、第 3 腰椎横突综合征、坐骨神经痛、臀肌挛缩综合征、腘窝疼痛、大腿疼痛、小腿疼痛、内踝疼痛、外踝疼痛、跟腱疼痛、跟骨疼痛、第 1 跖趾关节炎以及大多数关节部位的疼痛。因此，以上疾病或症状，可以从触发点的角度考虑一下，以免造成过度治疗或误治；但也必须排除其他疾病造成的疼痛可能性，特别是那些有严重结构性病理改变的情况，以免延误病情。

一块受累的肌肉常有几个不同的固定触发点，每一个触发点都有自己固定的触发牵涉痛区域。一个原发疼痛点可触发另一个或多个邻近触发点，称为关联触发点；一个触发点还可触发更远处的疼痛点或拮抗肌的触发点，从而造成远距离的牵涉痛，称为继发性触发点。牵涉性疼痛还可造成失眠和焦虑。各个触发点引起的临床综合征都有各自的特征。

正常人体的每一块肌肉都可以因某些陈旧损伤造成一个或多个潜伏的触发点，这些潜伏的触发点仅有局部的疼痛，被某些原因激活致痛后，会变为活动的触发点而患病，然后引起远处的牵涉痛，以及局部和全身的其他症状。潜伏的触发点常处于休眠状态，激活的触发点可引起受累肌肉的肌无力、骨骼肌的牵张范围缩小和关节运动受限，并且持续多年或被某些因素反复激活，这些因素有创伤、急性过度牵拉、过度疲劳、受凉、抵抗力下降、反复感冒、体内缺乏某些营养物质等。

激活的触发点根据不同位置，还可引发一些功能性的综合征，如头晕、眩晕、失眠、轻度高血压、轻度脑血管供血不足或远处局部供血不足、怕冷、腹泻等。这种症状和体征易引起临床医师们的误诊，从而造成延误治疗和久治不愈，以及错误用药。

第四节　诊断条件

对肌筋膜触发点的正确诊断是有效治疗的关键，这与临床医师对肌筋膜触发点知识的掌握以及临床实践经验密切相关，临床医师需要细心询问病史和仔细检查患者，准确找到关键的和/或原发的触发点是治疗最重要的环节。但是，还需要排除疼痛是否来自器质性病变或其他病变，如：非肌筋膜的疼痛（皮肤和瘢痕痛、骨膜痛）、骨骼系统疾病、神经疾病、内脏疾病、感染性疾病、精神性疼痛。如果患者患有以上疾病，作为临床医师要特别注意，不要因治疗疼痛而延误对这些疾病的诊断和治疗。

触发点的诊断常根据下列标准：①明确的酸痛点，但要注意的是牵涉痛常可掩盖疼痛点的位置；一旦患者发生不能准确快速地找到压痛点或找不到压痛点时，作为临床医师就必须考虑，这可能是牵涉痛的位置。②明确的触压痛点，要根据疼痛的识别程度（患者能准确认知）判定。③结节样拉紧带（包括酸痛点）。④触压和针刺有牵涉痛和局部抽搐反应常是肌筋膜触发点准确定位的征象。如果能够准确地诊断，治疗效果会相当明显。目前对肌筋膜触发点的诊断都以主观诊断为主，其主观诊断的标准如下。

（1）病史：突然发作的肌肉过用或跟随发作的短时期的疼痛；反复和慢性过用受累肌肉而引起的肌痛；不明原因的肌痛；有既往的疼痛史和损伤史。

（2）有明确的肌肉触痛点/酸痛点，痛点周围常可触及痛性拉紧的带状或条索状结构或结节。

（3）肌肉上的压痛点（触发点）伴有特征性的远处牵涉痛。

（4）受累肌肉的运动和牵张范围受限，肌力稍变弱。

（5）快速触诊和针刺痛点（触发点）可引发局部颤搐。

（6）压力和针刺痛点（触发点）可引发疼痛和牵涉痛。

（7）睡眠不足时加重，而且也常伴有失眠和易醒、头晕、头痛、眩晕以及健忘等症状。

但对于运动较多的人来说上述表现并不明显，这些人主要发生运动性疼痛，症状为不能发力、发力时疼痛或发软，需要诊断者更仔细地观察和检查。当然，客观诊断标准应该包括：磁共振成像（MRI）、超声检查、肌电图和肌张力检查。

通过大量的临床观察和案例分析发现，许多肌筋膜触发点常有疼痛部位的一个关键触发点，伴随一些稍远处或更远处的关联触发点；这些关联触发点常有自己的二级关联触发点。所以，作为一个仔细和认真的诊断者必须注意到这些特性，以免漏掉该被治疗的触发点。

临床可使用体育界常用的评估工具——选择性功能动作评估（SFMA），通过整体动作模式评估及分层分解动作评估，可以对触发点有整体上的考虑，避免漏掉相关部位触发点。

第五节　治疗方法

过去对肌筋膜触发点的治疗是以不同的方法对受累肌肉或肌群牵张，破坏触发点或抑制中枢性的疼痛，松弛张力带或解除肌束痉挛，改善局部血液循环和全身营养状况。由于对受累肌肉或肌群牵张会造成肌肉的痉挛性疼痛，导致患者难以忍受，因此必须用有效的方法阻断肌肉痉挛和产生疼痛，有利于肌肉被牵张开。常用的方法有：肌疗法、肌肉牵张加冷喷雾疗法、肌内封闭、针刺，还有超声疗法、激光疗法、低中频电疗法、冲击波疗法等治疗方法，上述治疗方法最好配合牵张疗法方可使触发点疼痛的治疗达到最佳效果。

由于现代治疗学的发展，很多的对肌筋膜触发点的治疗研究和临床实践证实，对肌筋膜触发点的治疗需要采用以康复治疗为主，药物治疗、手术治疗为辅的综合治疗方法。康复治疗包括：受累肌肉牵张锻炼、触发点针刺疗法、触发点推拿、触发点理疗、小剂量反复的局部运动锻炼、本体感觉锻炼等，这些治疗需要分次、分步骤地进行；对中度、重度损伤的肌筋膜触发点，最好加用针刺疗法，效果较快、较好；注意这里强调了触发点，也就是说，需要治疗者对肌筋膜触发点的位置进行诊断。药物的应用主要指的是营养补充剂、微循环改善剂和机体免疫改善剂。

本书着重阐述推拿手法对肌筋膜触发点的治疗，尤其强调对受累肌肉采取牵张体位通过手法灭活触发点。不同部位的肌肉有不同的牵张法，但由于肌纤维的方向各异，牵张的方法需要仔细地斟酌，否则会造成过度牵张和牵张不到位。除了治疗师的牵张外，还可以在治疗后让患者在家中应用医师所教的受累肌肉的自我牵张锻炼和肌肉的局部推拿。

书中虽然强调对受累肌肉的治疗，注重的是局部，但是更强调人是一个完整的机体，每一部分都是相互联系的。复杂的系统不仅仅是各部分的总和，推拿手法中一定要看到各部分在整体中的相互关系。例如，踝关节扭伤的患者，为保护受伤的腿，重心向健侧转移，从而引起健侧臀部和背下部肌肉紧张。背部肌肉出现平衡失调后可能影响颈部肌肉，出现头痛。这种情况，只治疗颈部肌肉不能解决问题。如上节所述，可以采用选择性功能动作评估（SFMA）来帮助我们进行整体考虑与评估。同时要仔细询问病史，包括：早期受伤史、手术史、爱好、职业等，在处理关键肌筋膜触发点时，帮助患者改变不良姿势和习惯，消除致病因素，平时进行适宜运动保持肌肉处于良好状态，避免复发。

推拿的各种手法都可以用在肌筋膜触发点上，通过下面章节介绍的手法对触发点和其收缩的紧张带进行推拿治疗。需要注意的是，触发点推拿只针对肌肉和肌筋膜，即肌肉内的中央触发点和肌肉附着处的触发点。一般来说，肌肉的中央触发点较大，附着处的触发点较小。触发点推拿一般不包括附着点和肌腱。最后，需要提醒大家的是，对于肌筋膜触发点的推拿治疗，不主张一味地大力施行手法，而是要根据患者的感受和承受力去做，力度要合适，轻重并用。医师要保护自己，避免对患者用力不当而伤害了自己，或伤害了患者。

一般来说，通过推拿治疗肌筋膜触发点需要的时间较长，7～14天为一个疗程。对于重度肌筋膜触发点疼痛综合征的患者，推拿反而会加重病情，所以最好先进行其他疗法，等病情稳定、症状减轻一些再进行推拿治疗，效果会很好。同时，推拿疗法可以作为其他疗法的辅助疗法，常会出现意想不到的效果。

参考文献

[1] 黄强民, 庄小强, 谭树生. 肌筋膜疼痛触发点的诊断与治疗 [M]. 南宁 : 广西科学技术出版社 ,2010.

[2] Bryan O'Young,Hy Dubo,Andrew A.Fischer, 等 . 肌筋膜痛综合征基于脊髓节段性敏感的诊断和治疗 (一) [J]. 中国康复理论与实践 ,2009,15(6):589-590.

[3] Fernández-de-Las-Peñas César,Dommerholt Jan,International Consensus on Diagnostic Criteria and Clinical Considerations of Myofascial Trigger Points: A Delphi Study.[J] . Pain Med, 2018, 19（1）: 142-150.

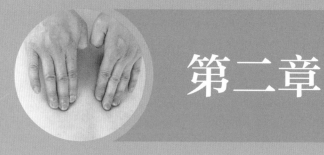

第二章

基本推拿
手法

　　推拿是一种古老的外治疗法，具有独特的医疗和保健作用，在现代得到了前所未有的发展。推拿不但可以由专业人员操作，一般人员经过培训也可自行操作。前提是要熟悉人体的组织结构，同时一定要了解适应证和禁忌证，要保证安全。本章着重谈谈肌筋膜触发点推拿治疗，即以肌筋膜触发点为重点，对肌肉、结缔组织和神经肌肉接头触发点采取推拿手法治疗。

第一节　摸法

适 应 证： 适用于所有部位的肌筋膜触发点。

作　　用： 摸法是肌筋膜触发点（简称"触发点"）的检查手法。一切触发点均需要运用摸法来发现和确定位置，然后才能进行治疗。

操作方法： 操作者用双手对肌筋膜进行认真和仔细地摸触，找到肌肉上的痛性结节或带状物，并与正常组织、对称的局部组织对比，确定触发点的位置以及局部肌肉张力、弹性状况（图2-1）。根据患者不同的部位和病情来决定摸法的力度和步骤。

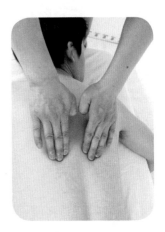

图 2-1　**摸法**

注意事项

（1）根据患者描述的症状初步判定肌肉出现的触发点，有目的地摸清触发点的部位。

（2）施用摸法以充分了解肌筋膜触发点的各种情况，要分清楚是活动的触发点还是潜伏的触发点。

（3）同时了解肢体的运动功能。

第二节　一指禅推法

适应证： 适用于所有部位的肌筋膜触发点。

作用： 一指禅推法可缓解肌肉痉挛、消除疲劳，是肌筋膜触发点推拿治疗的最主要手法。

操作方法： 操作者用拇指指端、罗纹面或偏峰着力于一定的部位，沉肩、垂肘、悬腕、实指、虚掌，运用腕关节的往返摆动带动拇指（图2-2）。运用本法操作时，要求操作者紧推慢移，即腕部摆动要快（120～160次/分），而拇指移动要缓慢。

1. 沉肩　肩关节放松，肩部不能耸起用力。若肩部未放松，操作时上肢易产生疲劳感，并使动作受牵制。

2. 垂肘　应使肘部的位置略低于腕部，肘关节不能外翘，腕部尺骨侧要低于桡骨侧，以使拇指着力于操作部位上。

3. 悬腕　腕关节应自然悬屈，在腕关节放松的状况下，使腕屈曲至70°～90°，否则会影响腕关节的灵活性和手法力量的深透。

4. 实指　拇指自然用劲，使拇指罗纹面着实吸定于操作部位，不能离开或来回摩擦。

5. 掌虚　除拇指着力外，手掌与其余4指均要放松，自然屈曲，切不可用劲。

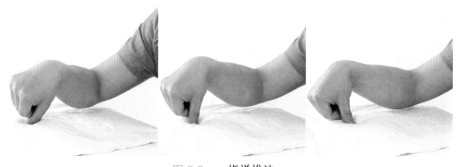

图2-2　一指禅推法

注意事项

操作者必须经历刻苦和规范化训练，方能熟练操作。此法轻则力在浅表肌筋膜，重则力达深层肌筋膜。指力轻则可达 3 千克，中则可达 5 千克，重则可达 20 千克。通过对一个个触发点的治疗，形成一条线，再扩展成一个面，从而使整个治疗部位放松。

第三节　滚法

适应证： 主要用于腰、背及四肢肌肉较丰厚处的肌筋膜触发点。

作　　用： 滚法可缓解肌肉痉挛、消除疲劳，是触发点推拿治疗的主要手法。

操作方法： 滚法是操作者空拳，手背吸附在一定的施治部位进行往返滚动的推拿方法（图 2-3）。

1. 肩关节应自然下垂，肩臂部不要过分紧张　上臂与胸壁的距离保持 5～10 厘米，距离过近影响推拿效果，距离过远则易疲劳。

2. 肘关节屈曲至 120°～140°　角度过大不利于前臂的旋转摆动，角度过小则不利于腕关节的屈曲活动。

3. 手腕要放松，腕关节屈曲幅度要大，使手背滚法活动幅度控制在 120°左右，即当腕关节屈曲时向外滚动约 80°，腕关节伸展时向内滚动约 40°。

4. 滚动时，小鱼际及掌背小指侧着力点要吸附于操作部位上，不可跳动、顶压或使手背拖来拖去（即摩擦移动）。并应避免手背撞击体表操作部位。

5. 操作滚法时手背部接触范围为手背尺骨侧至中指。

6. 操作时，指掌均应放松，手指任其自然，不要有意分开、并拢或伸直，否则会影响手法的柔和性。

7. 手法的压力要适量而均匀，动作要协调而有节律性，不可忽快忽慢或时轻时重。

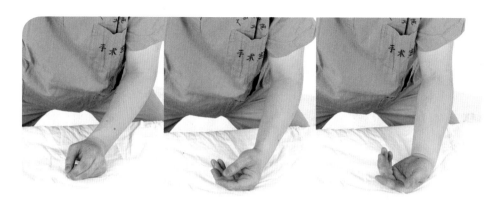

图 2-3 滚法

注 意 事 项

常配合关节的活动，使得在放松的过程中扩大关节的活动范围。

第四节 推法

适 应 证： 主要用于腰、背及四肢扇形肌、梭形肌、长形肌的肌筋膜触发点。

作 用： 推法是比较温和的手法，能疏通经络气血、放松肌肉。

操作方法： 推法是用拇指端、大鱼际肌、小鱼际肌及掌根四个部位，在患者体表上下、前后、左右来回推动的推拿方法（图 2-4）。一手操作或双手同时操作，或八字分推。推时手须踏实，不能轻浮，有节奏地来回推动。

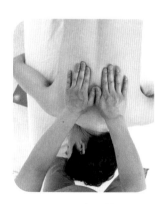

图 2-4 掌根推法

注 意 事 项

推法一般用于放射性疼痛和长形肌的痉挛疼痛，或者作为强刺激手法之前的诱导手法和之后的缓和手法。常配合使用介质如麻油、毛冬青等，能增强疗效。

第五节　拿法

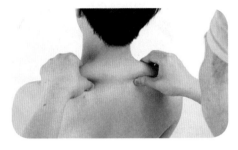

图 2-5　拿法

适 应 证： 适用于颈肩、背部、腰部、四肢肌筋膜触发点。

作　　用： 拿法有活血通络的作用。

操作方法： 拇指与其他 2 指、或 3 指、或 4 指相对用力，施于所拿的肌肉，在拿时操作者可以感到有肌肉从手指间滑脱（图 2-5）。

注意事项

拿法属于强刺激的手法，根据患者的体型、病变范围而应用 3 指拿、4 指拿或 5 指拿。拿时须指腹用力，由轻及重，由表及里，力度逐渐增加。

第六节　按法

适 应 证： 适用于所有部位的肌筋膜触发点。

作　　用： 按法是临床上最常用的手法，按法可促进血液循环，具有止痛的功效。

操作方法： 按法是指用手指、手掌或掌根向下按压体表病变部位的推拿手法，其可分为单手按与双手按两种（图 2-6）。单手按力度较轻，双手按力度较重。

注意事项

按压时应由轻及重，由浅及深，以患者感到有酸痛、胀麻的感觉为度。手掌按压肌肉丰厚部位时可以依靠操作者自身重量以帮助增加力度，弥补仅靠双臂力量的不足。

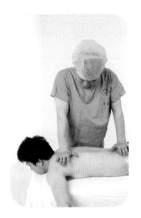

图 2-6　按法

第七节 摩法

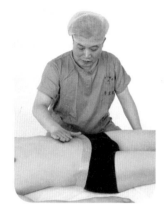

图 2-7 **摩法**

适 应 证：适用于腹部的肌筋膜触发点。

作　用：具有温热作用，可起到调理脏腑的功效。

操作方法：摩法是指用手指或手掌（主要是手掌）在体表部位做移动回旋摩动的推拿方法（图2-7）。可单手摩或双手同时摩。

注意事项

可配用介质如麻油、精油等，能增强疗效。

第八节 揉法

适 应 证：适用于所有部位的肌筋膜触发点。

作　用：揉法是临床上最常用的手法，揉法可改善血液循环，具有止痛的功效。

操作方法：揉法是指用手指或手掌在体表部位做回旋式的按压（图2-8）。

注意事项

揉法的操作基本与摩法相同，不同之处是摩法在体表部位不断地做一定范围的移动，而揉法是在体表部位仅做较少的移动揉转，带动皮下组织。因此，揉法较摩法作用部位集中，力量也较强。对于疼痛点集中者，可以重按之下配合揉法，使软组织能在指下或掌下滑动；而疼痛范围广泛者，则须选用摩法。

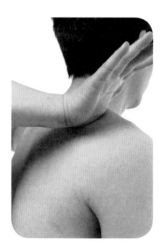

图 2-8 **揉法**

第九节　点法

适 应 证: 适用于所有部位的肌筋膜触发点。

作　　用: 镇痉止痛。

操作方法: 点法是强刺激手法之一, 临床中分为三种。

1. 用拇指指端点, 这是最常用的点法 (图 2-9)。

2. 用中指中节点, 这比拇指指端的力量要强, 如果拇指端力量不够, 即改用中指中节点法 (图 2-10)。

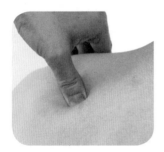 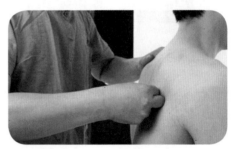

图 2-9　**拇指指端点法**　　　　图 2-10　**中指中节点法**

3. 用尺骨鹰嘴点, 这种力量最强 (图 2-11)。以上两种点法仍感力量不够时, 则可用此点法。

　　一般来讲, 四肢部位用拇指点即可, 腰背部或者臀部由于肌肉丰厚, 往往需要用中指中节或尺骨鹰嘴部来点才能有效。点时要求点准酸痛点, 由轻及重, 持续用力。在点的同时, 必须上下或左右拨动或揉转痛点, 不断加强刺激。

 注 意 事 项

点法是常用的手法, 凡是较深的痛点大都要用点法。点法的力度应视患者对疼痛的耐受力和病情的需要来决定。

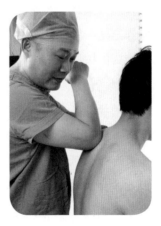

图 2-11　**尺骨鹰嘴点法**

第十节　弹拨法

适 应 证：适用于长形肌的肌筋膜触发点。

作　　用：具有松筋理筋、镇痉止痛的功效，能充分松解紧张、痉挛的肌肉。

操作方法：弹拨法是指以一手或双手拇指放在触发点旁边，采取向下、向外的两种合力进行的操作手法（图 2-12）。向下力度的大小，取决于对触发点深度的判断。触发点较深者，向下的力度要稍大些，使力度能深及触发点。向外的推力，

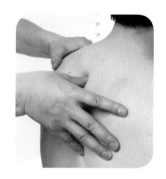

图 2-12　**弹拨法**

必须采取与皮肤下面肌纤维走向垂直的方向用力。在同样的力度下，垂直方向用力比斜向用力能使被推组织产生较大的位移。同时必须持续用这种合力维持此位移状态 20 秒左右。

注 意 事 项

根据施用部位肌肉深浅、紧张痉挛程度以及患者耐受程度用力。

第十一节　牵拉法

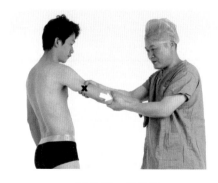

图 2-13　**牵拉法**

适 应 证：适用于跨关节肌肉的肌筋膜触发点。

作　　用：具有松筋正骨的功效，能充分松解跨关节紧张的肌肉韧带，促使紊乱的小关节恢复正常位置。

操作方法：牵拉法是指以一手固定关节的一端，另一手纵向牵拉关节

另一端，维持 10 ~ 15 秒（图 2-13，图中黑 X 为固定端），同时在牵拉情况下可做左右、上下或小幅度旋转滑动。

牵拉时用力要沉稳、柔和，以舒适为度。

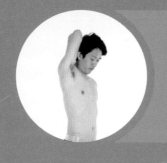

第三章

自我牵张
疗法

　　对受累骨骼肌的牵张锻炼是治疗肌筋膜触发点的基础和根本。骨骼肌牵张锻炼本身就可以治疗一些发病较早、较轻的肌筋膜触发点。通过对骨骼肌的牵张锻炼可以减轻骨骼肌的痉挛性疼痛，对肌筋膜触发点的受累肌肉进行牵张锻炼也是为了这个目的。一般来说，牵张疗法有两种方法，第一种是由治疗师对患者进行手法牵张；第二种是患者学习自我牵张方法，然后在家中进行自我牵张疗法。对各部位骨骼肌的牵张可以根据肌肉的解剖结构、起止方向、生理功能以及治疗者的临床经验来确定。本章简单介绍自我牵张疗法，治疗师可根据患者病情特点，教会患者自我牵张，既可巩固推拿疗效，又可预防复发。

　　自我牵张疗法的原则主要有以下几点。

　　（1）自我牵张疗法开始前，采用良好的姿势非常重要，起始位置必须安全和稳定。

　　（2）整个练习必须在可控制范围内才能达到预期的效果。避免过度牵拉和猛烈牵拉，保持放松、轻柔运动。

　　（3）在正常的活动范围内，肌肉和肌肉群必须尽可能拉伸。

　　（4）每个动作维持时间 10 ～ 15 秒，每次牵拉开始时，应缓慢地深吸气，保持自然呼吸，不要憋气；在呼气过程中，任凭肌肉放松、伸长。每个动作可做 3 ～ 5 次。以不疲劳为原则。

第一节　颞肌自我牵张疗法

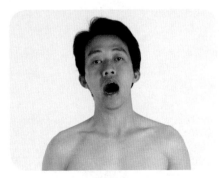

　　每天多次地、尽量做最大程度地张口锻炼（图 3-1）。

图 3-1　颞肌自我牵张疗法

第二节 咬肌自我牵张疗法

每天多次地、尽量做最大程度地张口锻炼。浅层咬肌可以通过最大张口动作进行锻炼，如颞肌自我牵张疗法（图 3-1）。深层咬肌通过健侧手过头扳住颧弓，患侧手压住下颌骨咬肌附着处向内下推（图 3-2）。

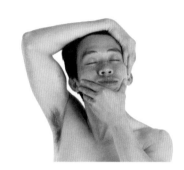

图 3-2 咬肌自我牵张疗法

第三节 头后大直肌、头后小直肌自我牵张疗法

1. 双手抱头后部，颈部固定不动，并向前对抗牵拉（图 3-3）。

2. 双手抱头后部，颈部固定不动，将头部稍微侧屈向前牵拉，牵张一侧的颈后肌（图 3-4）。

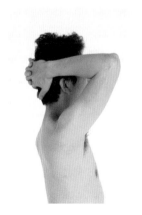

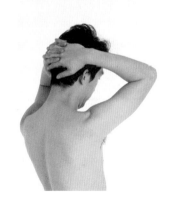

图 3-3 头后大直肌、头后小直肌双侧自我牵张疗法

图 3-4 头后大直肌、头后小直肌单侧自我牵张疗法

第四节　头夹肌自我牵张疗法

坐位时，双手抱住头在两侧耳上，颈下部固定不动，将头向一侧旋转，以牵拉头夹肌，交替旋向另一侧（图 3-5）。

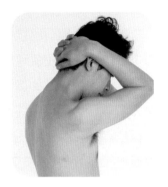

图 3-5　头夹肌自我牵张疗法

第五节　胸锁乳突肌自我牵张疗法

1. 头向健侧偏，下颌向下压低，用健侧的胸锁乳突肌收缩来牵张受累的胸锁乳突肌（图 3-6）（如果两侧的胸锁乳突肌同时受累，这个方法就不适用了，那么应选择自我手法牵张）。

2. 患者坐在靠背椅子上，背靠椅背，受累肌肉侧的手抓住椅子边以固定；头偏向受累肌肉一侧，患侧眼睛斜视上方，然后，用健侧手轻度后旋头部和牵拉头向健侧（图 3-7）。

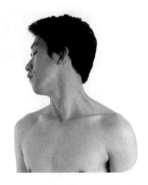 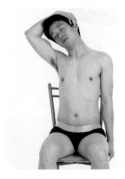

图 3-6　胸锁乳突肌自我牵　　图 3-7　胸锁乳突肌自我牵
　　张疗法一　　　　　　　　　张疗法二

第六节　斜角肌自我牵张疗法

　　患者坐于靠背椅上，上身坐正，头部处于中立位，患侧手拉住椅座边固定整个躯干，健侧手绕过头顶，手掌置于患侧颞部，将头部向健侧牵拉；根据头部微调牵拉前斜角肌、中斜角肌、后斜角肌：头稍微旋向患侧，再稍微向后仰，并向健侧牵拉前斜角肌；头面对正正前方，向健侧牵拉中斜角肌和小斜角肌；头稍微旋向健侧，牵拉后斜角肌（图 3-8）。

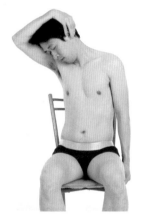

图 3-8　斜角肌自我牵张疗法

第七节　斜方肌自我牵张疗法

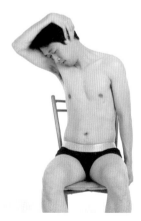

图 3-9　上部斜方肌自我牵
张疗法

　　1. 上部斜方肌自我牵张疗法　患者在靠背椅上端坐，患侧手稍向后抓住椅座边，健侧手上举过头扶住患侧耳上部位，将头45°旋向健侧，然后用健侧手将颈部向健侧牵拉（图 3-9）。

　　2. 中部斜方肌自我牵张疗法　患者端坐，双手掌合掌，屈肘90°，双肩与躯干成90°，然后，双肘用力向胸前慢慢靠拢，继而放松再回原位（图 3-10）。

3. 下部斜方肌自我牵张疗法 健侧手扶住患侧的肘部，举过头顶，用健侧手将患侧上臂向健侧头上方牵拉（图3-11）。

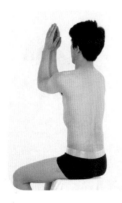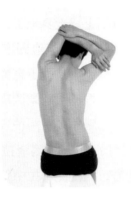

图 3-10 中部斜方肌自我
牵张疗法

图 3-11 下部斜方肌自我
牵张疗法

<table>
<tr><td>第八节</td><td>肩胛提肌自我牵张疗法</td></tr>
</table>

患者在靠椅上端坐，患侧手抓住椅座边，身子斜向健侧，头斜向健侧，用健侧手从上过头扶住头顶和头颞部后侧，将颈部向健侧牵拉（图3-12）。

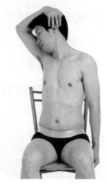

图 3-12 肩胛提肌自我牵
张疗法

第九节 三角肌自我牵张疗法

三角肌的牵张疗法要根据三角肌的肌纤维方向或分布以进行牵张。

1. 前三角肌牵张 患者端坐于椅子边，用患侧的手握住椅子边，然后，躯干向患侧前下压（图 3-13）。

2. 中三角肌牵张 患者端坐椅子上或站立，患侧手屈肘放腰后，健侧手握患侧手腕向健侧牵拉（图 3-14）。

3. 后三角肌牵张 患侧上肢极度屈肘，患侧手掌尺骨侧靠住患侧面颊部，用健侧手扶住患侧肘部，然后尽力向健侧牵拉；同时，用面颊顶手加力（图 3-15）。

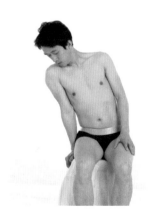 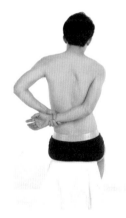 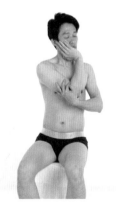

图 3-13 前三角肌自我牵张疗法　　图 3-14 中三角肌自我牵张疗法　　图 3-15 后三角肌自我牵张疗法

第十节　肱二头肌自我牵张疗法

站立位，患侧手掌平展扶门框或墙壁，躯干向健侧旋（图 3-16）。

第十一节　喙肱肌自我牵张疗法

1. 与前三角肌的牵张疗法相同（图 3-13）。

2. 身体直立，将双上肢后伸伸直，双手紧握弹力带或长毛巾，慢慢上举至极限（图 3-17）。

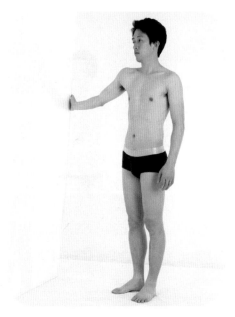

图 3-16　肱二头肌自我牵张疗法

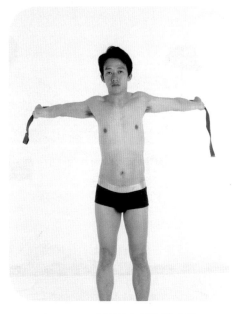

图 3-17　喙肱肌自我牵张疗法

第十二节　肱三头肌自我牵张疗法

坐位或站立位，将受累上肢肘关节举过头顶，再极度屈曲，该侧手抓住背部上衣或抓一个 2 千克的哑铃，使肱三头肌充分拉伸（图 3-18）。

第十三节　肱肌自我牵张疗法

坐在椅子上，将手掌伸展紧贴椅面上，尽量伸直肘关节（图 3-19）。

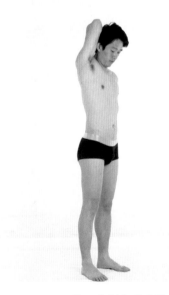 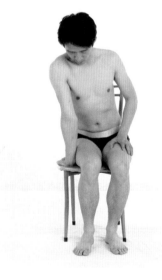

图 3-18　肱三头肌自我牵张疗法　　　图 3-19　肱肌自我牵张疗法

第十四节　肱桡肌自我牵张疗法

坐位或站立位，用健侧手抓住患侧手背，使患侧肘伸直，并使患侧手背尽量屈曲（图3-20）。

第十五节　旋后肌和旋前圆肌自我牵张疗法

1. 旋后肌自我牵张疗法　坐位或站立位，用健侧手抓住患侧手掌，使患侧肘尽量伸直，并使患侧手腕极度背伸（图3-21）。

2. 旋前圆肌自我牵张疗法　坐位或站立位，用健侧手抓住患侧手掌，使患侧肘尽量伸直，并使患侧手腕极度背伸且手指稍内旋（图3-22）。

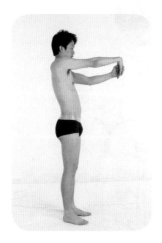 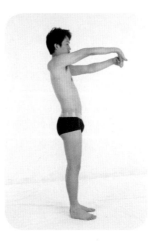 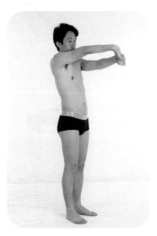

图 3-20　肱桡肌自我牵张疗法　　图 3-21　旋后肌自我牵张疗法　　图 3-22　旋前圆肌自我牵张疗法

第十六节　掌长肌自我牵张疗法

受累上肢向前伸出，手掌向上，肘关节屈曲，用健侧手抓住患侧手指，使患侧手腕背伸 90°，掌心朝前（图 3-23）。

第十七节　冈上肌自我牵张疗法

患者坐在靠背座椅上，将患侧手后背，尽量高地抓住健侧椅背，上身尽量向患侧靠（图 3-24）。

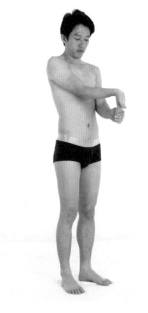

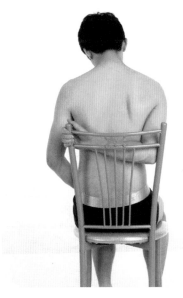

图 3-23　掌长肌自我牵张疗法　　　　图 3-24　冈上肌自我牵张疗法

第十八节 冈下肌自我牵张疗法

用健侧手抓住患侧手腕，用力向健侧牵拉；然后举过头向健侧牵拉（图3-25）。

第十九节 大圆肌、小圆肌自我牵张疗法

与冈下肌牵张疗法相似，用健侧手从手臂后侧抓住患侧腕或肘上，将上臂向健侧牵拉，如果旋转力不够，可以屈肘，用头将患侧手向患侧顶（图3-26）。

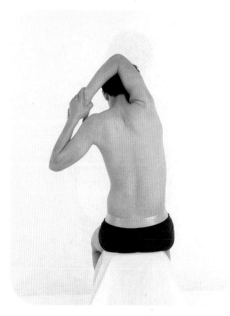

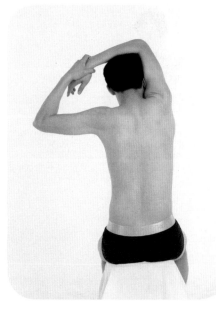

图 3-25　冈下肌自我牵张疗法　　图 3-26　大圆肌、小圆肌自我牵张疗法

第二十节　肩胛下肌自我牵张疗法

　　患者背靠桌子边/床边站立，将手向后扶住桌边/床边，然后下蹲，利用身体的重量牵张肩胛下肌和肱三头肌（图 3-27）。

第二十一节　菱形肌自我牵张疗法

　　1. 患者坐在椅子上，双手从胸前紧抱住肩关节，然后向前反复弓腰（图 3-28）。

　　2. 患者坐在椅子上，弓腰，双手交叉，向后弓背。（图 3-29）。

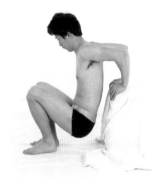 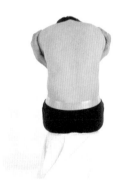 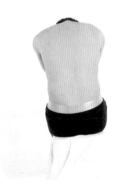

图 3-27　肩胛下肌自我牵张疗法　　图 3-28　菱形肌自我牵张疗法一　　图 3-29　菱形肌自我牵张疗法二

第二十二节　上后锯肌和下后锯肌自我牵张疗法

1. 上后锯肌自我牵张疗法　坐位，双手交叉从外侧方抓住双膝，尽力向后弓背（图3-30）。

2. 下后锯肌自我牵张疗法　坐于低位沙发，患侧手抓住健侧肩，上身向健侧旋（图3-31）。

第二十三节　胸大肌自我牵张疗法

患者站立于墙边，将患侧手掌紧贴住墙，然后上身向健侧旋转，牵张单侧的胸大肌。同样，手肘扶墙的高度不同，牵张胸大肌肌纤维的部位不同（图3-32）。

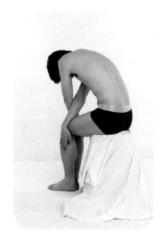 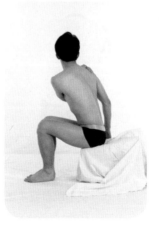 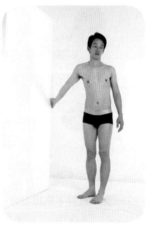

图 3-30　上后锯肌自我牵张疗法　　图 3-31　下后锯肌自我牵张疗法　　图 3-32　胸大肌自我牵张疗法

第二十四节 胸小肌自我牵张疗法

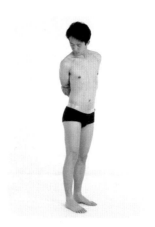

身体直立，将患侧手背到身后，屈肘，用健侧手从身后抓住患侧前臂前部向健侧牵拉，并且头偏向患侧和上身旋向患侧（图 3-33）。

图 3-33 胸小肌自我牵张疗法

第二十五节 髂腰肌自我牵张疗法

1. 患者以臀部靠近床或桌边沿仰卧于床上或桌上，双下肢自然下垂（图 3-34）。

2. 弓步叉腰，躯干向健侧斜后仰（图 3-35）。

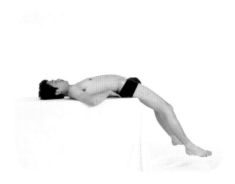

图 3-34 髂腰肌自我牵张疗法一

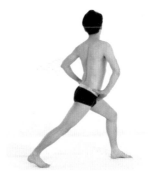

图 3-35 髂腰肌自我牵张疗法二

第二十六节　腰方肌自我牵张疗法

1. 身体仰卧，然后抬起患侧腿越过健侧腿，且保持患侧膝关节屈曲，将健侧手放在患侧膝上，使骨盆向患侧旋转（图 3-36）。

2. 双腿前后站立，患侧腿在前，健侧手掌扶腰，将臀部向患侧倾斜，躯干向后、向健侧倾斜。（图 3-37）。

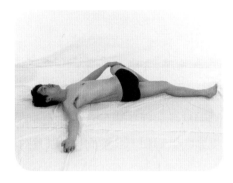

图 3-36　腰方肌自我牵张疗法一

第二十七节　腹直肌自我牵张疗法

1. 仰卧床上，双下肢伸直抬离床面 30° ~ 40°（图 3-38）。
2. 站立位，双下肢平肩宽，双手叉腰后仰（图 3-39）。

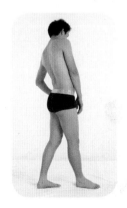

3-37　腰方肌自我牵张疗法二

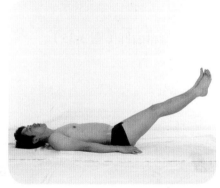

图 3-38　腹直肌自我牵张疗法一

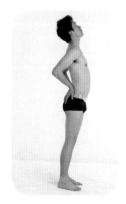

图 3-39　腹直肌自我牵张疗法二

第二十八节　腹外斜肌自我牵张疗法

　　弓步站立，健侧腿在前，双手叉腰，将上部躯干稍向健侧尽力后仰，可以牵张患侧腹内斜肌、腹外斜肌和腹直肌（图 3-40）。

第二十九节　臀大肌自我牵张疗法

　　1. 坐位，患侧小腿放于健侧大腿上，健侧手抓住患侧腿踝关节上方向健侧牵拉，然后患侧手放于膝关节外侧，将患侧腿向健侧用力推（图 3-41）。

　　2. 站位（或靠墙），健侧腿单腿站立，患侧腿屈髋屈膝，健侧手抓住患侧腿踝关节上方向健侧牵拉，然后患侧手放于膝关节外侧，将患侧腿向健侧用力推（图 3-42）。

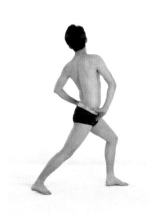 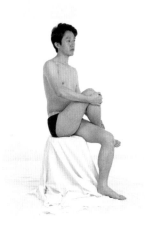 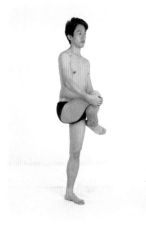

图 3-40　腹外斜肌自我牵张疗法　　图 3-41　臀大肌自我牵张疗法一　　图 3-42　臀大肌自我牵张疗法二

第三十节　臀中肌自我牵张疗法

仰卧位，患侧屈髋屈膝，健侧手放置在患侧膝关节外侧，用健侧手拉患侧膝向健侧肩到极限（图3-43）。

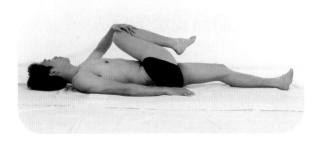

图 3-43　臀中肌自我牵张疗法

第三十一节　臀小肌自我牵张疗法

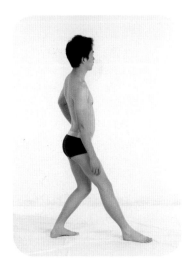

双腿前后站立，患侧腿在后方，稍下蹲站立，患侧手扶腰，将患侧髋部向患侧顶出，躯干向健侧倾（图3-44）。

图 3-44　臀小肌自我牵张疗法

第三十二节　梨状肌自我牵张疗法

身体仰卧位，双膝屈曲，患侧抬起，把踝关节搭置在健侧膝关节上，抬健侧腿向胸部靠近，然后将双手环绕于健侧大腿部，使健侧腿尽量向胸部靠近（图3-45）。

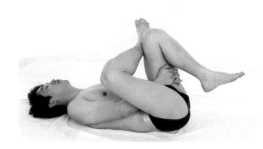

图 3-45　梨状肌自我牵张疗法

第三十三节　阔筋膜张肌自我牵张疗法

双腿前后站立，患侧腿在后方，双手扶腰，将患侧髋部向患侧顶出，躯干向健侧倾（图3-46）

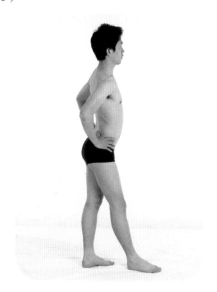

图 3-46　阔筋膜张肌自我牵张疗法

第三十四节　缝匠肌自我牵张疗法

仰卧位，双膝屈曲稍外展，尽量使踝关节靠近臀部，膝关节下压，将大腿极度内收、内旋（图 3-47）。

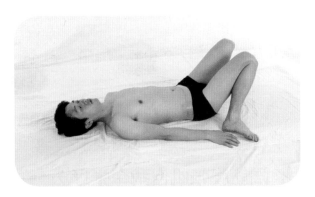

图 3-47　缝匠肌自我牵张疗法

第三十五节　股四头肌自我牵张疗法

1. **股中间肌自我牵张疗法**　站立位，也可侧卧位，患侧手抓住患侧踝关节提起，将膝极度屈曲，和股直肌牵张不一样，无须髋伸直和挺胸抬头（图 3-48）。

2. **股直肌自我牵张疗法**　站立位，也可侧卧位，患侧手抓住患侧踝关节提起，将膝极度屈曲，髋伸直，并挺胸抬头（图 3-49）。

3. **股内侧肌自我牵张疗法**　患侧膝跪在沙发或床上，健侧腿向前迈下蹲，极度屈曲健侧膝关节（图 3-50）。

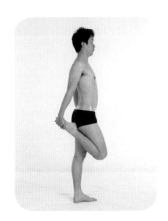

图 3-48　股中间肌自我牵张疗法

4. 股外侧肌自我牵张疗法 股中间肌和阔筋膜张肌自我牵张疗法可用于对股外侧肌的牵张（图 3-48，图 3-46）。

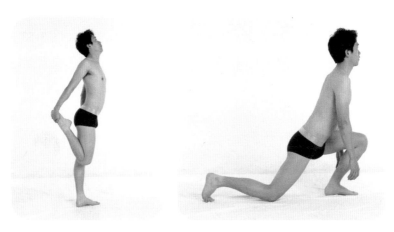

图 3-49　股直肌自我牵张疗法　　　图 3-50　股内侧肌自我牵张疗法

第三十六节　股内收肌自我牵张疗法

1. 出家人打坐的方法与姿势（图 3-51）。

2. 侧方弓箭步，健侧下肢屈膝下蹲，双手扶于健侧膝上，患侧下肢伸直外展，通过屈曲健侧膝，拉伸患侧股内收肌（图 3-52）。

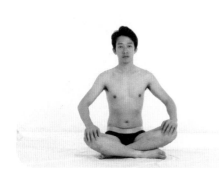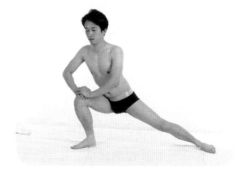

图 3-51　股内收肌自我牵张疗法一　　　图 3-52　股内收肌自我牵张疗法二

第三十七节　腘绳肌自我牵张疗法

1. 患者坐于床上，伸直腿，躯干前屈，用手去抓脚趾（图3-53）。

2. 单足站立位，将患侧下肢搭于80～90厘米高的凳子或床上，躯干前屈压腿。（图3-54）。

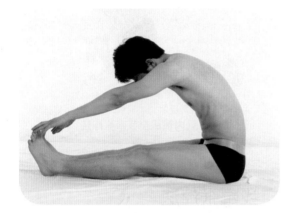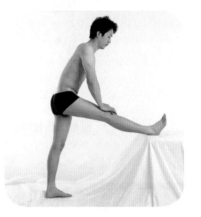

图3-53　腘绳肌自我牵张疗法一　　　　图3-54　腘绳肌自我牵张疗法二

第三十八节　小腿三头肌自我牵张疗法

腓肠肌自我牵张疗法如下。

1. 弓步　双手抱头或扶墙，非患侧下肢前弓，患侧下肢向后伸直，让患侧足极度背屈，足跟紧贴地面，足尖朝向正前方（图3-55）。

2. 如果两侧腓肠肌均有触发点，两足都向后进行极度背屈。最好在患侧足下垫2～3厘米高的垫子（图3-56）。

3. 比目鱼肌自我牵张疗法　双腿前后站立，双膝稍屈曲，双手扶住向前的膝关节上或双手扶墙，患侧下肢在后，然后下蹲，重心放在后下肢（图3-57）。

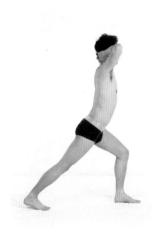

图 3-55　腓肠肌自我牵张
疗法一

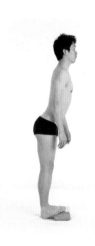

图 3-56　腓肠肌自我牵张
疗法二

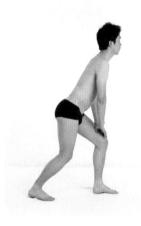

图 3-57　比目鱼肌自我牵
张疗法

第三十九节　腓骨肌自我牵张疗法

坐位，一侧小腿搭在另一侧大腿上，手握足拉高做内翻跖屈牵张（图3-58）。

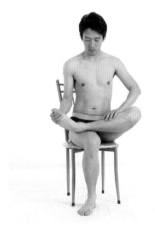

图 3-58　腓骨肌自我牵张疗法

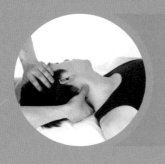

第四章

头颈部肌筋膜触发点

第一节　颞肌肌筋膜触发点

颞肌（图4-1）上激活的触发点会引起
头颞部的疼痛，还可引起上颌牙痛。第一
个触发点的牵涉痛在太阳穴、眉弓上、鼻
孔和切牙（图4-1a）；第二个触发点的牵涉
痛向上弥散到颞中部，向下引起切牙后的
2颗牙齿疼痛（图4-1b）；第三个触发点的
牵涉痛弥散到颞中后部，向下引起尖牙后
4颗牙齿疼痛（图4-1c）；第四个触发点是
中心触发点，其牵涉痛弥散到颞后部，向
下引起后面磨牙的疼痛（图4-1d）。

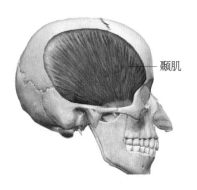

图4-1　颞肌结构图

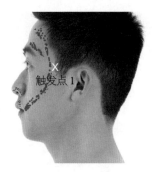

图4-1a　颞肌肌筋膜触发点1

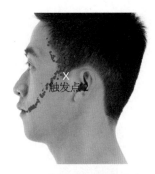

图4-1b　颞肌肌筋膜触发点2

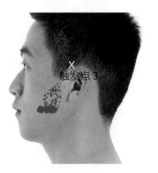

图4-1c　颞肌肌筋膜触发点3

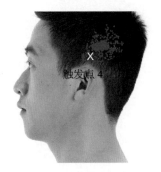

图4-1d　颞肌肌筋膜触发点4

一、诊断要点

1. 颞部疼痛，头痛、牙痛或牙侧疼痛，颞颌关节疼痛，牙齿过敏，夜磨牙症，脸颊刺痛，需要先排除牙科疾病。

2. 两指关节试验阳性　让患者做两指关节试验，即将示指和中指近侧指间关节屈曲排列后，经过上下切牙间放入口中。正常情况下，可以放入为阴性；不能放入为阳性，提示颞肌高张力，或者存在其他肌肉肌张力增高。

二、手法治疗

1. 体位

治疗者体位：坐位，面向患者头部。

患者体位：仰卧位，头颈部垫枕，头稍偏向健侧。

2. 手法

（1）一指禅推法：依次用较轻柔的力推颞肌上的 4 个触发点，每个点约 1 分钟（图 4-2）。

（2）按揉法：用拇指或大鱼际轻揉、轻按颞肌，同时嘱患者配合张嘴、咬牙动作，时间 2 ~ 3 分钟（图 4-3）。

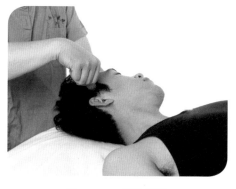 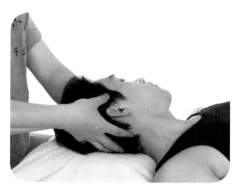

图 4-2　一指禅推法　　　　　图 4-3　按揉法

（3）指推法：用拇指偏峰顺颞肌走向从上往下推，时间约 1 分钟（图 4-4）。

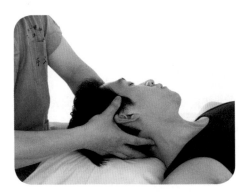

图 4-4　指推法

三、注意事项

应注意对关联的外侧翼状肌肌筋膜触发点进行治疗。而且要意识到来自上部胸锁乳突肌和上部斜方肌的关联触发点，还可以在颞肌上出现卫星触发点。

四、颞肌自我牵张疗法

见图 3-1。

第二节　咬肌肌筋膜触发点

咬肌（图 4-5）可被分为两层，即浅层和深层。浅层咬肌触发点很容易触摸到，可被分为三组：一组在肌肉和肌腱的移行部，其牵涉痛弥散到颞部和起自上尖牙后的所有上颌牙（图 4-5a）；一组在肌腹，其牵涉痛在下颌骨和起自下尖牙后的所有下颌牙（图 4-5b）；一组在下颌角的咬肌附着处，其牵涉痛向前到

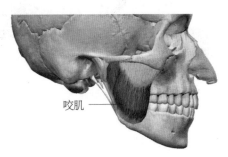

咬肌

图 4-5　咬肌结构图

下颌，并向上弥散到上眉弓（图 4-5c）。深层咬肌较小，位于颞颌关节下，其触发点位于颞颌关节下，其牵涉痛主要在耳门及耳门的周围，并弥散到耳前区（图 4-5d）。上部深层咬肌触发点会影响到听小骨，会出现异常的耳内响声，可能出现听力下降。

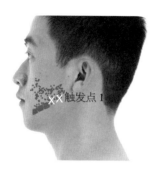

图 4-5a 咬肌肌筋膜触发点 1

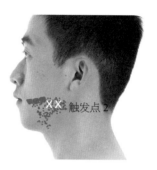

图 4-5b 咬肌肌筋膜触发点 2

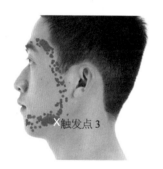

图 4-5c 咬肌肌筋膜触发点 3

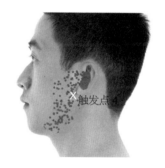

图 4-5d 咬肌肌筋膜触发点 4

一、诊断要点

1. 半边面痛，张口疼痛或张口困难，牙痛明显，牙科医师检查后没有发现牙病；颞颌关节疼痛。望诊其头部向前倾。

2. 两指关节试验阳性。

二、手法治疗

1. 体位

治疗者体位：坐位，面向患者头部。

患者体位：仰卧位，颈部垫枕，头偏向健侧。

2. 手法

（1）一指禅推法：依次用拇指偏峰较轻柔地推咬肌浅层肌筋膜触发点和外侧翼状肌肌筋膜触发点，每个点需持续 1 分钟（图 4-6）。

（2）掌按揉法：用大鱼际按揉咬肌，时间 2 ~ 3 分钟，边按揉边嘱患者缓慢张口（图 4-7）。

（3）推法：用拇指顺咬肌走向推，时间 1 分钟（图 4-8）。

（4）指点法：用中指点咬肌浅层肌筋膜触发点，每点约 1 分钟（图 4-9）。

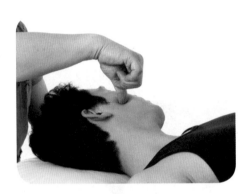

图 4-6　**一指禅推法**

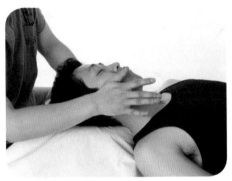

图 4-7　**掌按揉法**

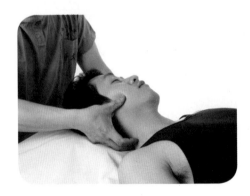

图 4-8　**推法**

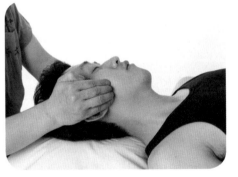

图 4-9　**指点法**

三、注意事项

注意对患侧的内侧翼状肌、颞肌和健侧咬肌予以适当治疗。还要处理胸锁乳突肌和上部斜方肌肌筋膜触发点。加强下背部肌群力量训练，矫正体态。

四、咬肌自我牵张疗法

见图 3-2。

头后大直肌、头后小直肌肌筋膜触发点

头后大直肌、头后小直肌（图 4-10）是枕骨下肌群。头后大直肌、头后小直肌肌筋膜触发点可引起头痛、头晕和颈部僵硬、疼痛（图 4-10a）。在持续低头工作或玩手机人群中常见。

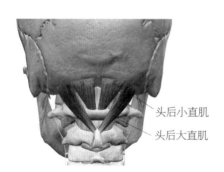

图 4-10 **头后大直肌、头后小直肌结构图**

头后小直肌
头后大直肌

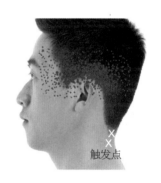

图 4-10a **头后大直肌、头后小直肌肌筋膜触发点**

触发点

一、诊断要点

1. 患者头后及枕骨下项线外侧部位疼痛。

2. 快速点头时枕后外侧疼痛加重和头晕加重，或患者根本不能做快速的点头动作。

3. 抬头抗阻试验阳性。

4. 第 2 颈椎棘突及枕骨下项线的外侧面可扪及痛性结节。

二、手法治疗

1. 体位

治疗者体位：站立位，面向患者。

患者体位：侧卧位，颈前屈曲。

2. 手法

（1）一指禅推法：用中等力度在这两块肌肉的条索状物或痛性结节（即触发点）、起止点行一指禅推法，每处约1分钟（图4-11）。

（2）弹拨法：用中等力度在头后大直肌、头后小直肌处垂直弹拨，直至紧张或痉挛的头后大直肌、头后小直肌较松弛，一般沿起点到止点弹拨，时间2~3分钟（图4-12）。

（3）牵拉法：一手扶患者枕后，一手扶患者下颌，轻轻牵拉其颈部（图4-13）。

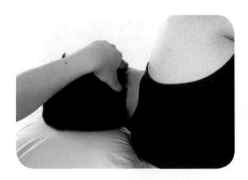

图4-11　一指禅推法

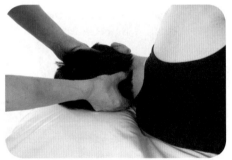

图4-12　弹拨法

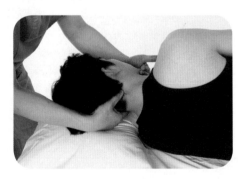

图4-13　牵拉法

三、注意事项

注意对肩胛提肌触发点进行治疗。

四、头后大直肌、头后小直肌自我牵张疗法

见图 3-3，图 3-4。

第四节　头夹肌肌筋膜触发点

头夹肌（图 4-14）肌筋膜触发点形成后可引起头晕、头痛、眩晕等，其牵涉痛在头顶部，可弥散到太阳穴、颞部、耳部和枕部（图 4-14a）。一旦头夹肌形成触发点，患者会感到颈部僵直或头部旋转困难，视力模糊，假性近视，常因坐长途汽车低头睡觉或坐位低头睡觉时发作。

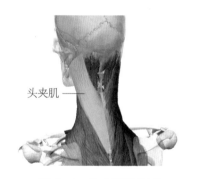
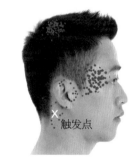

图 4-14　头夹肌结构图　　　图 4-14a　头夹肌肌筋膜触发点

一、诊断要点

1. 临床表现头晕、头痛、眩晕等，视力模糊，假性近视。

2. 第 7 颈椎棘突旁可扪及痛性结节，头夹肌止点、枕骨上项线外侧可扪及痛性结节及条索状劳损。低头伴牵拉时，其起止点时有牵拉痛及不适感。做颈部屈曲动作，不能使下颌碰到胸骨。

3. 抬头抗阻试验阳性。

二、手法治疗

1. 体位

治疗者体位：站立位，面向患者。

患者体位：侧卧位，颈前屈曲。

2. 手法

（1）一指禅推法：用轻柔的力推头夹肌肌筋膜触发点，时间1分钟（图4-15）。

（2）弹拨法：用拇指垂直头夹肌方向弹拨，沿起点到止点，时间2~3分钟（图4-16）。

（3）掌根揉法：用掌根从上往下缓慢揉，往返5次（图4-17）。

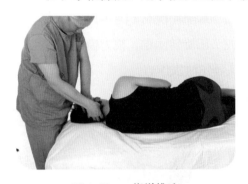

图 4-15　**一指禅推法**

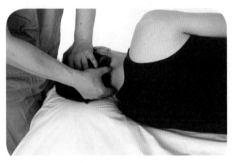

图 4-16　**弹拨法**

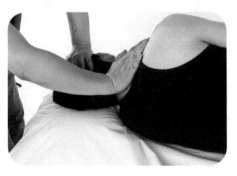

图 4-17　**掌根揉法**

三、注意事项

如果肩胛提肌肌筋膜触发点不消除，头夹肌肌筋膜触发点会常复发。

四、头夹肌自我牵张疗法

图 3-5。

第五节 胸锁乳突肌肌筋膜触发点

浅层胸锁乳突肌（图 4-18）上部肌筋膜触发点的牵涉痛分为 4 支，一支到枕后，并弥散到头顶部；一支到眉弓上部，呈弧形弯向颧弓后，然后弥散到面颊部；一支到下颌、下颈部和下颌角；最后一支弥散到胸锁关节（图 4-18a）。深层胸锁乳突肌（图 4-18）肌筋膜触发点的牵涉痛分 2 支走行，一支走到耳后和耳窝内的耳孔部，该部牵涉痛常诱发眩晕；另一支走向

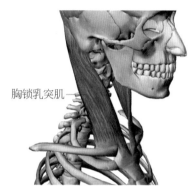

图 4-18　胸锁乳突肌结构图

额结节部，有时双侧额结节受累（图 4-18b）。当胸锁乳突肌有触发点时，患者颈部会变得僵硬，并且头部旋转困难，而且他人会发现患者头部轻度偏向一侧。胸锁乳突肌锁骨头受累，患者会出现 3 大症状：前额疼痛、姿势性眩晕和姿势不平衡、辨距困难以及失重感（本体感觉受干扰）。

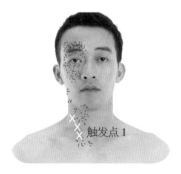

图 4-18a　胸锁乳突肌肌筋膜
触发点 1

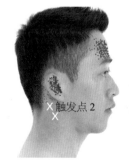

图 4-18b　胸锁乳突肌肌筋膜
触发点 2

一、诊断要点

1. 临床表现头晕、偏头痛、眩晕、失眠等，某些患者有视力、听力障碍。基本上头面部疾病排除结构问题外都与胸锁乳突肌肌筋膜触发点有关。

2. 胸锁乳突肌抗阻收缩时疼痛，即扭颈试验阳性。

3. 肌肉附着点或肌腹可扪及痛性结节或条索状物。一般位于该肌肉止点、乳突和上项线，肌腹压痛阳性。

二、手法治疗

1. 体位

治疗者体位：坐位，面向患者。

患者体位：仰卧位，颈肩部垫小枕头，颈部后仰，头偏向健侧。

2. 手法

（1）一指禅推法：用中等力度从颞骨乳突到锁骨的胸骨端和胸骨柄前面，紧推慢移胸锁乳突肌肌筋膜触发点，时间 3～5 分钟（图 4-19）。在肌腹中部注意用力的大小和方向，避免刺激颈动脉窦。

（2）弹拨法：从颞骨乳突到锁骨的胸骨端和胸骨柄前面仔细弹拨，时间 2～3 分钟（图 4-20）。

（3）点按法：着重点按胸锁乳突肌颞骨乳突、锁骨的胸骨端和胸骨柄前面附近的肌筋膜触发点，时间 3 分钟（图 4-21）。

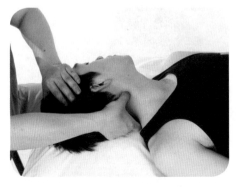

图 4-19　**一指禅推法**

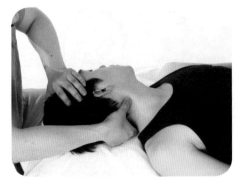

图 4-20　**弹拨法**

（4）指推法：从颞骨乳突到锁骨的胸骨端和胸骨柄前面用拇指推胸锁乳突肌，往返 5 次（图 4-22）。有条件的可用推拿介质，如万花油、按摩油，效果更佳。

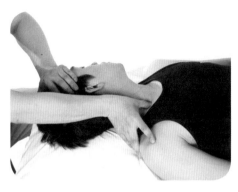 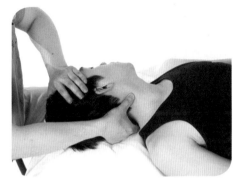

图 4-21　**点按法**　　　　　　　　图 4-22　**指推法**

三、注意事项

患者的健侧胸锁乳突肌也常会出现肌筋膜触发点，同时，头夹肌也常会随胸锁乳突肌肌筋膜触发点并发触发点。有时肩胛提肌、颈夹肌和颈后部许多肌肉的肌筋膜触发点都会被胸锁乳突肌急性肌筋膜触发点激活，2 ~ 3 周后逐渐减轻。有时还会发生颞颌关节的反复疼痛，只有在胸锁乳突肌肌筋膜触发点被消除后，这种疼痛才会结束。

四、胸锁乳突肌自我牵张疗法

见图 3-6，图 3-7。

第六节　斜角肌肌筋膜触发点

斜角肌（图 4-23）有 4 块，前斜角肌、中斜角肌、后斜角肌和小斜角肌，其中有颈神经丛从中穿过。一旦斜角肌有触发点形成，除了肌筋膜触发点本身引发的症状外，还会出现对颈神经丛的刺激和嵌压现象。前斜角肌的肌筋膜触发点主要出现在肌肉的中部；中斜角肌的肌筋膜触发点在肌肉的下部，靠近锁骨上窝；小斜角肌位置较深，所以肌筋膜触发点也较深，这3条肌肉肌筋膜触发点的牵涉痛常混在一起，向前条状集中嵌入胸部，向中集中到肩部和肩关节中部，并向上肢和拇指的桡骨侧弥散，向后集中到肩胛骨内侧缘（图4-23a）。后斜角肌肌筋膜触发点位于颈角（即颈部与肩部交角处）斜方肌的深面，其牵涉痛位于上臂外侧缘和前臂后侧肌、手掌、手指背面（图4-23b）。这种牵涉痛，在早期，轻度患者常感到整个上肢疲劳，中度患者感到麻木和有时酸胀痛，重度患者会感到持续的酸胀疼痛和麻木。

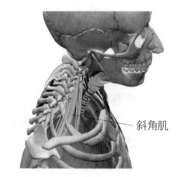

斜角肌

图 4-23　**斜角肌结构图**

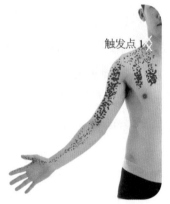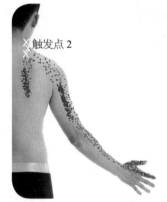

触发点 1　　触发点 2

图 4-23a　**斜角肌肌筋膜触发点 1**　　图 4-23b　**斜角肌肌筋膜触发点 2**

一、诊断要点

1. 因臂丛神经、锁骨下动静脉和淋巴管均在前、中、后斜角肌与第1肋骨间缝隙通过，斜角肌形成肌筋膜触发点导致肌肉短缩，第1肋骨抬高，造成了结构上的狭窄，临床表现类似畸形的胸廓上口，引起一系列胸廓出口综合征的症状和体征。轻者仅表现为手及上肢麻胀痛、怕冷、沉重感和睡眠受影响，在锁骨上窝和下位颈椎横突前后的位置可能有明显的压痛紧张带，牵拉上臂和上举上臂一段时间疼痛会加重。$C_3 \sim C_6$ 横突可触及斜角肌的痛性结节；锁骨上窝较为饱满，可触及痛性结节。

2. 斜角肌痉挛试验　颈部向健侧弯受到明显限制，常只有30°的范围；而且颈部极度旋转到患侧时患者会感到疼痛，特别是旋转后将下颌抵达肩部时，会发生痉挛性疼痛。

3. 斜角肌减痛试验　当颈部侧弯时，检查者需要慢慢地、小心地旋转患者颈部；这个方法通常会引起患者颈部疼痛或拉紧的感觉。一旦患者出现自我感觉疼痛或不适的部位，那么触发点的检查部位从此处开始。将患者患侧前臂抬过头顶，患者会感觉斜角肌肌筋膜触发点的疼痛减轻。

二、手法治疗

1. 体位

治疗者体位：站立位或坐位，面向患者。

患者体位：侧卧位，颈稍后仰。

2. 手法

（1）一指禅推法：用中等力度从 C_3 横突处向 C_6 横突处紧推慢移，推前斜角肌、中斜角肌、后斜角肌及小斜角肌的肌筋膜触发点，时间 3 ～ 4 分钟（图 4-24）。

（2）弹拨法：从第 2 颈椎横突处到锁骨窝使用弹拨法，时间 2 分钟（图 4-25）。

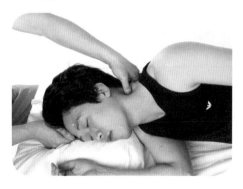
图 4-24　一指禅推法

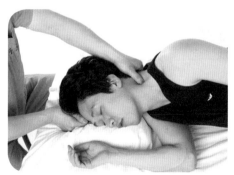
图 4-25　弹拨法

（3）指推法：从第 2 颈椎到第 7 颈椎横突处、锁骨窝，往返 5 次（图 4-26）。有条件者可用推拿介质，如万花油、按摩油，效果更佳。

（4）指揉法：用中等力度着重按揉前斜角肌、中斜角肌、后斜角肌及小斜角肌各肌筋膜触发点，时间 3 分钟（图 4-27）。

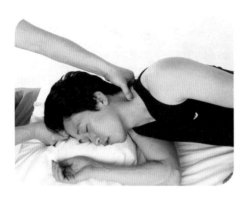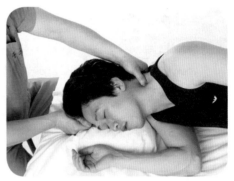

图 4-26　指推法　　　　　　　　　　　图 4-27　指揉法

三、注意事项

一旦小斜角肌发生肌筋膜触发点，它将会触发所有其他斜角肌产生肌筋膜触发点。斜角肌肌筋膜触发点常与上斜方肌肌筋膜触发点、胸锁乳突肌肌筋膜触发点和头夹肌肌筋膜触发点共同被发现。斜角肌肌筋膜触发点可以引发一系列卫星触发点，而且斜方肌肌筋膜触发点和其卫星触发点的发生常被误诊为肩周炎，或与肩周炎相关的触发点共发，使肩周炎变得难以治愈。这一系列卫星触发点包括：胸大肌肌筋膜触发点、胸小肌肌筋膜触发点、肱三头肌长头肌筋膜触发点和三角肌肌筋膜触发点；较重的病例还可有桡侧腕伸肌、尺侧腕伸肌、指伸肌、肱桡肌继发性肌筋膜触发点；如果斜角肌肌筋膜触发点引发了肱肌肌筋膜触发点，可以引起拇指疼痛。斜角肌肌筋膜触发点的产生往往伴有呼吸模式的紊乱，需要同时纠正呼吸模式。

四、斜角肌自我牵张疗法

见图 3-8。

第七节　斜方肌肌筋膜触发点

斜方肌是所有骨骼肌中最容易发生触发点的肌肉，大概 98% 的人都有或轻或重的斜方肌触发点，而且以斜方肌上部多见。斜方肌（图 4-28）是在颈背部覆盖面积很大的骨骼肌，分为上、中、下 3 个部分，覆盖了颈后、肩部、背部，主要维持人体直立姿势和固定上肢带骨。斜方肌肌筋膜触发点的产生常由工作姿势不良或工作姿势保护不当所致，多见于办公室长期使用电脑的工作人员和用手操作的人员，如公务员、工程师、生产线操作工人等。斜方肌有多个触发点，而且以上部和中部斜方肌的肌筋膜触发点为多且严重。

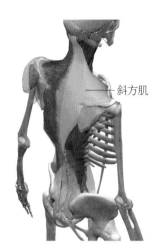

斜方肌

图 4-28　斜方肌结构图

上部斜方肌：第一个最常见的斜方肌肌筋膜触发点位于颈角稍偏前的位置，它的牵涉痛位于太阳穴、颞部和下颌角、颈外侧，类似一个倒置的问号；出现这个触发点，患者主诉出现持续的颈后外侧部疼痛，还常伴有颞部和太阳穴疼痛，偶尔有下颌角疼痛（图 4-28a），常被误诊为偏头痛。第二个触发点也非常常见，它位于肩的中部，常形成一个较大的触发点结节，其牵涉痛的位置在枕角处和肩部（图 4-28b）；出现这个触发点，患者主诉也是持续的颈后外侧疼痛，但没有头痛。当头部旋转时，疼痛就会出现。而且容易激活肩胛提肌和颈夹肌的触发点，引起颈部僵硬、旋颈困难；最后激活第一个触发点，引起头部疼痛。

中部斜方肌：第三个斜方肌肌筋膜触发点位于肩峰的位置（图 4-28b），其牵涉痛属于局部型，只在触发点的周围，这个触发点属于附着处触发点，是在肌和肌腱的移行部。如果出现第三个触发点，患者无法忍受穿重衣服、挎重包。第四个触发点位于肩胛骨内侧（图 4-28c），其牵涉痛出现在上臂和前臂的前外侧面，患者会主诉该处有奇怪的寒冷感和局部鸡皮样改变。第五个触发点位于肩胛骨内上角下和肩胛冈上，即靠近第四个触发点下 1 ~ 2 厘米的位置（图 4-28b），其牵涉痛位置在胸 4 ~ 胸 6 棘突的肩胛骨内侧，并向周围弥散；出现第五个触发点，患者常主诉疼痛的感觉是一种令人烦躁的烧灼感。

患有中部斜方肌触发点，患者会出现圆肩。

下部斜方肌：第六个触发点位于肩胛骨内侧 1/3 肩胛冈下缘，属于附着点处的触发点，其牵涉痛沿肩胛骨内侧缘分布（图 4-28d）。出现这个触发点，患者主诉持续的上背部疼痛，而且这个触发点就像一把钥匙，常启动上斜方肌肌筋膜触发点，使上斜方肌肌筋膜触发点成为下斜方肌肌筋膜触发点的卫星触发点。第七个触发点位于胸 8 棘突到肩胛骨内侧缘之间，其牵涉痛较为广泛，主要牵涉痛在枕角处、颈部和肩峰，同时在患侧背部和肩胛冈上都有弥散（图 4-28d）。

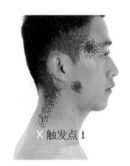

图 4-28a　斜方肌肌筋膜触发点 1

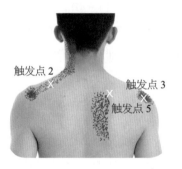

图 4-28b　斜方肌肌筋膜触发点 2、3、5

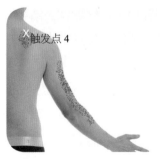

图 4-28c　斜方肌肌筋膜触发点 4

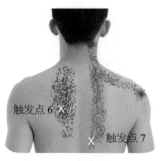

图 4-28d　斜方肌肌筋膜触发点 6、7

一、诊断要点

1. 患者颈背部酸痛深重、发僵、活动受限,严重者做低头、耸肩、旋颈等动作时有障碍,部分患者有负重物感,叩击肩背时有轻快的舒适感,多为单侧发病,头因肌肉痉挛略偏向患侧。

2. 颈部斜方肌可触及团块状痛性结节,压之可向头枕部放射。

3. 颈部上项线肌肉起点和枕后腱弓处可扪及痛性结节。患侧斜方肌过伸时(即向健侧旋转头部)有疼痛,即斜方肌过伸试验阳性。

二、手法治疗

1. 体位

治疗者体位:站立位,面向患者。

患者体位:坐位,背向治疗者。

2. 手法

(1)揉法:逆着斜方肌肌纤维的方向滚动,时间 3 分钟(图 4-29)。

(2)一指禅推法:因斜方肌较浅,可用轻柔的力推触发点,每个触发点作用时间 1 分钟(图 4-30)。

(3)弹拨法:用轻柔的力弹拨斜方肌的肌纤维(图 4-31)。

(4)拿法:主要拿上部和下部的斜方肌,每个部位拿 3 ~ 5 次(图 4-32)。

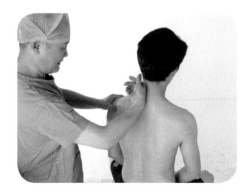

图 4-29　揉法

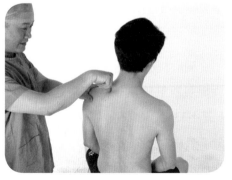

图 4-30　一指禅推法

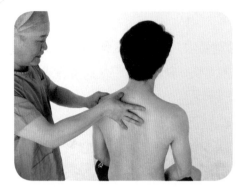

图 4-31 **弹拨法**

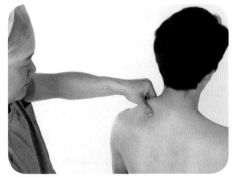

图 4-32 **拿法**

三、注意事项

斜方肌肌筋膜触发点的激活常与颈部和胸部脊椎紊乱有关，因此在治疗上通过正脊的方式来校正这些区域的脊柱很有必要。工作和生活姿势的校正可以减少治疗后复发的概率。操作电脑时，肘部被支架支持住是减少斜方肌肌筋膜触发点激活的关键因素。

四、斜方肌自我牵张疗法

见图 3-9，图 3-10，图 3-11。

第八节 肩胛提肌肌筋膜触发点

肩胛提肌（图 4-33）起于颈 1～颈 4 的横突，止于肩胛骨上角内侧。肩胛提肌肌筋膜触发点有两处，一处位于颈角，另一处位于肩胛骨上角内侧（图 4-33a）。其牵涉痛集中于颈角及周围，一半在颈后，一半在肩内侧，并分 2 支弥散，1 支沿肩胛骨内侧缘下行，1 支走向肩关节后三角肌的位置。肩胛提肌一旦发生肌筋膜触发点，患者会感觉到颈角部的疼痛和颈部僵直，行走时双肩疼痛，而且穿大衣和紧身衣时会感觉沉重和肩部疼痛；特别是一些老年人在拄拐杖行走时，拄拐杖侧的肩部疼痛加重；较重的患者，无法将头经患侧旋转向后；有时，落枕可累及肩胛提肌。肩胛提肌肌筋膜触发点在肩胛骨的内上角上方和颈角处可以被触摸到，其牵涉痛在整个颈角处，并弥散到肩胛内侧缘和肩后部，患者的肩颈部怕冷。

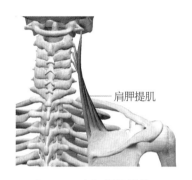

图 4-33　**肩胛提肌结构图**

肩胛提肌

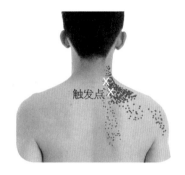

图 4-33a　**肩胛提肌肌筋膜触发点**

触发点

一、诊断要点

1. 有急慢性劳损史或颈椎病史　肩胛骨内侧缘疼痛，肩部沉重，颈部不适，肩背部有紧缩感。

2. 肩胛提肌的起点（第 2 颈椎横突处）、止点（肩胛骨内上角）可扪及痛性结节。

3. 肌肉牵拉试验阳性，即头向健侧前屈时，肩胛提肌被牵拉产生疼痛。

4. 上肢后抱头摸嘴试验提示无法摸到嘴部，因为头部和颈部的旋转度减少。

二、手法治疗

1. 体位

治疗者体位：站位或坐位，面向患者。

患者体位：坐位，颈前屈曲。

2. 手法

（1）一指禅推法：用中等力度推肩胛提肌肌筋膜触发点，时间 2 分钟（图 4-34）。

（2）弹拨法：用中等力度由上至下地弹拨肩胛提肌，时间2分钟（图4-35）。

（3）点按法：拇指用中等力度点按肩胛提肌肌筋膜触发点，时间1分钟（图4-36）。

（4）掌根揉法：用掌根按揉肩胛提肌，时间2分钟（图4-37）。

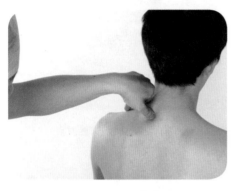

图 4-34　一指禅推法

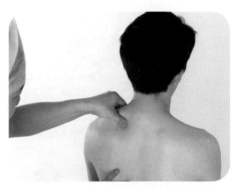

图 4-35　弹拨法

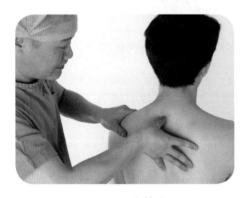

图 4-36　点按法

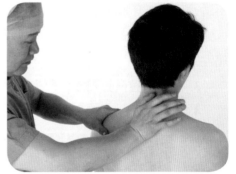

图 4-37　掌根揉法

三、注意事项

注意对相关联的头夹肌肌筋膜触发点进行治疗。

四、肩胛提肌自我牵张疗法

见图 3-12。

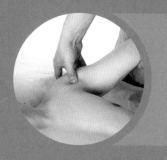

第五章

肩臂部肌筋膜触发点

第一节　三角肌肌筋膜触发点

三角肌（图5-1）分为前、中、后三个部分，这三个部分可以出现很多肌筋膜触发点（图5-1a，图5-1b），三角肌肌筋膜触发点的牵涉痛属于局部牵涉痛，只在触发点的周围；而且，也常作为其他肌筋膜触发点的卫星触发点存在，如三角肌肌筋膜触发点常被斜角肌肌筋膜触发点和冈下肌肌筋膜触发点所激活，也常随这些肌肉的肌筋膜触发点被抑制而消失。三角肌易被激活的触发点多位于三角肌的中部。

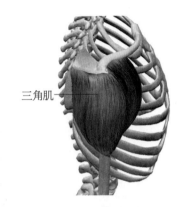

图 5-1　**三角肌结构图**

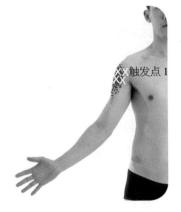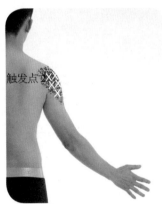

图 5-1a　**三角肌肌筋膜触发点 1**　　图 5-1b　**三角肌肌筋膜触发点 2**

一、诊断要点

1. 肩部酸胀不适，肩外展时肩部疼痛。

2. 三角肌处有局部压痛。

3. 患者肘关节伸直，将拇指向上外展时出现疼痛，则前三角肌存在触发点；拇指向下外展时出现疼痛，即后三角肌存在触发点。前三角肌有触发点，后摸肋试验阳性；后三角肌有触发点，上肢后抱头摸嘴试验阳性，手臂可上举，却不能向后伸展。

二、手法治疗

1. 体位

治疗者体位：站立位，面向患者。

患者体位：侧卧位，患肩在上，紧贴胸壁。

2. 手法

（1）㨰法：从上到下、从前往后地用中等力度在三角肌处滚动，时间2～3分钟，配合上肢外展、前屈、后伸活动（图5-2）。

（2）一指禅推法：用中等力度推三角肌的前、中、后触发点，时间3分钟（图5-3）。

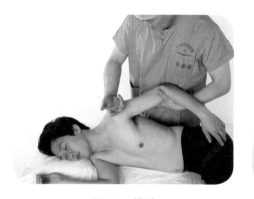
图 5-2　㨰法

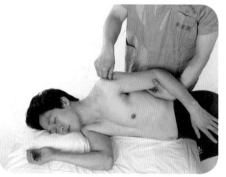
图 5-3　一指禅推法

（3）弹拨法：用中等力度弹拨三角肌，时间2分钟（图5-4）。

（4）掌根揉法：用掌根按揉三角肌，时间2分钟（图5-5）。

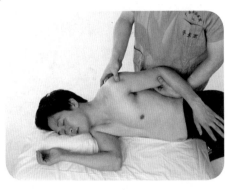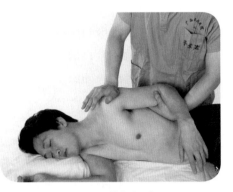

图 5-4　弹拨法　　　　　　　　　图 5-5　掌根揉法

三、注意事项

前三角肌肌筋膜触发点一般会累及协同肌，产生胸小肌以及锁骨下肌肌纤维的肌筋膜触发点和肱二头肌肌筋膜触发点，而且累及拮抗肌，产生后三角肌肌筋膜触发点。后三角肌肌筋膜触发点的发生，一般会引发肱三头肌长头、背阔肌、大圆肌作为它的关联触发点。卫星触发点也常发生在冈上肌、冈下肌、斜角肌处。

四、三角肌自我牵张疗法

见图 3-13，图 3-14，图 3-15。

<hr>

第二节　肱二头肌肌筋膜触发点

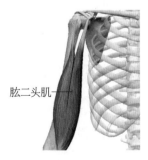

肱二头肌——

图 5-6　肱二头肌结构图

肱二头肌（图 5-6）肌筋膜触发点在肌腹位置，触发点常属于中心型（图 5-6a），其牵涉痛在肌肉的两侧，集中于肩部、上臂中部和肘前部，并弥散到肩胛冈上部。肱二头肌肌筋膜触发点发生后，患者会感到肩前的浅表部疼痛，而不是肩关节深部的疼痛，而且没有三角肌中部的疼痛。当手臂在直臂外展或屈肘抬臂肘过肩时，会出现疼痛。肱二头肌肌腱的压痛，可以弥散到上臂前部，但是很少出现在肘前部。当手臂抬举过头时，肩关节出现疼痛；手臂外展时，可听到长头肌腱过窄道的弹响声；而且常伴有疼痛和上斜方肌区域的酸痛（图5-6b）。

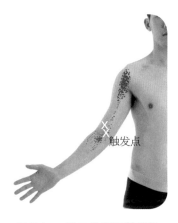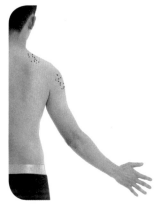

图 5-6a　肱二头肌肌筋膜触
发点

图 5-6b　肱二头肌肌筋膜触
发点牵涉痛

一、诊断要点

1. 肩前酸痛，臂外展时偶可听到肩关节的响声。

2. 肱二头肌长头肌腱在肩胛骨关节盂上缘起点处末端增厚，有压痛感。

二、手法治疗

1. 体位

治疗者体位：坐位或站位，面向患者。

患者体位：仰卧位，上肢稍外展放松。

2. 手法

（1）㨰法：从下到上用中等力度在肱二头肌处滚动，时间2分钟，可以边滚动边屈伸活动肘关节（图5-7）。

（2）一指禅推法：用中等力度推肱二头肌肌筋膜触发点，时间2分钟（图5-8）。

（3）掌推法：用掌根从下往上中等力度推肱二头肌 3～5 次（图 5-9）。

（4）拿法：用中等力度上下拿肱二头肌 3～5 次（图 5-10）。

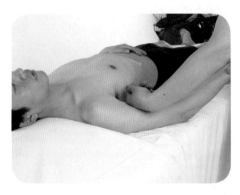

图 5-7　**擦法**

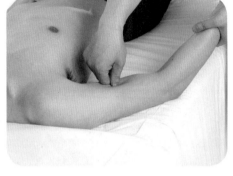

图 5-8　**一指禅推法**

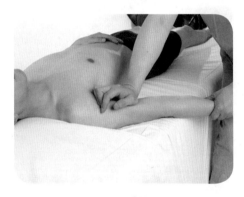

图 5-9　**掌推法**

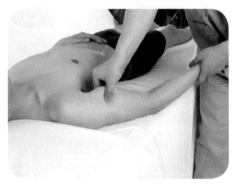

图 5-10　**拿法**

三、注意事项

　　最常见的继发性触发点多见于协同活动的肱肌、旋前圆肌和肱三头肌拮抗肌。由于前三角肌、冈上肌、上斜方肌与肱二头肌属于一个功能单位，所以常引发卫星触发点。

四、肱二头肌自我牵张疗法

　　见图 3-16。

第三节　喙肱肌肌筋膜触发点

喙肱肌（图 5-11）起于肩胛骨的喙突，紧贴于肱骨偏前内侧面下行，与肱二头肌长头肌腱伴行，止于肱骨中部的内侧。喙肱肌肌筋膜触发点的位置在肌腹偏向喙突处（图 5-11a），其牵涉痛集中在肩前部、上臂背侧偏桡侧、前臂背侧和手背部（图 5-11b）。手背试验阳性（手背到躯干后，然后尽量过背中线时出现疼痛），即手不能过背中线。如果只有喙肱肌单独受

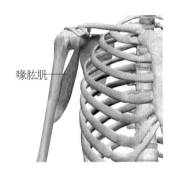

图 5-11　喙肱肌结构图

累，用手摸头顶部不会感到疼痛；但是，手臂过头顶去摸耳，就可以引起喙肱肌的收缩性疼痛。患有喙肱肌肌筋膜触发点时，患者肩关节的前屈力量明显减弱，如将双侧肩关节前屈，对上肢远端加压，可引起明显疼痛且无力保持抬起状态。喙肱肌肌筋膜触发点激活常会压迫肱二头肌和肱肌的支配神经，以致这两处肌肉的反射减弱或消失。如果是肩周炎首先涉及喙肱肌，那么肱二头肌和肱肌也将受到极大的牵连，肩周炎的症状也会更严重。

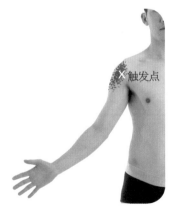

图 5-11a　喙肱肌肌筋膜触发点

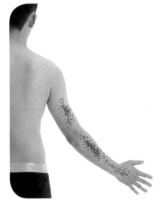

图 5-11b　喙肱肌肌筋膜触发点牵涉痛

一、诊断要点

1. 肩前喙突处疼痛，肩关节的前屈力量明显减弱。

2. 手背试验阳性。

二、手法治疗

1. 体位

治疗者体位：坐位，面向患者。

患者体位：仰卧位，上肢放松。

2. 手法

（1）一指禅推法：用中等力度推喙肱肌肌筋膜触发点，时间 1 分钟（图 5-12）。

（2）弹拨法：用中等力度弹拨喙肱肌，时间 2 分钟（图 5-13）。

（3）掌根揉法：用掌根按揉喙肱肌，时间 1 分钟（图 5-14）。

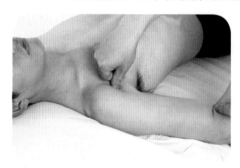 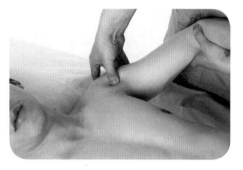

图 5-12　一指禅推法　　　　　　　　图 5-13　弹拨法

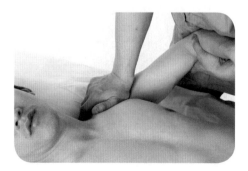

图 5-14　掌根揉法

三、注意事项

喙肱肌位置较深，可以通过喙突定点，然后向下找到压痛严重的位置（需要稍重的手指按压力）。

四、喙肱肌自我牵张疗法

见图 3-17。

见图 3-17。

第四节　肱三头肌肌筋膜触发点

肱三头肌（图 5-15）上至少有 5 个位置可发生触发点。第一个好发触发点位于肱三头肌长头肌腹的多处位置，其牵涉痛集中在肩关节后部后三角肌位置和肱骨外上髁后侧部，并向肩后部、上臂后和前臂背侧弥散（图 5-15a）。第二个好发触发点位于肱三头肌外侧头肌腹处，即肱骨外上髁上方 2 ~ 5 厘米的地方，其牵涉痛位置在肱骨外上髁和肘关节外侧，并延伸到前臂桡侧（图 5-15b），是引发网球肘的其中一个肌筋膜触发点。第三个触发点则位于肱三头肌外侧头的肌腹，其位置靠近上臂下 1/2 的外侧（图 5-15c），该触发点的牵涉痛集中在触发

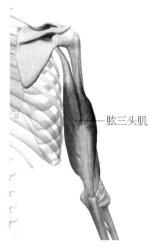

肱三头肌

图 5-15　肱三头肌结构图

点周围，并向肘关节后外侧和前臂背侧弥散。第四个触发点属于附着处触发点，位于肱三头肌的肘后腱膜，在鹰嘴窝的上方，其牵涉痛直接在鹰嘴的位置（图 5-15d）。第五个触发点也位于肱三头肌的内侧头肌腹，在肘窝的内上方，其牵涉痛在肱骨内上髁，并向前臂背面的尺侧和第 4、5 指弥散（图5-15e）。

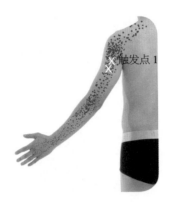

图 5-15a　肱三头肌肌筋膜触
发点 1

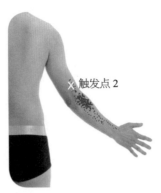

图 5-15b　肱三头肌肌筋膜触
发点 2

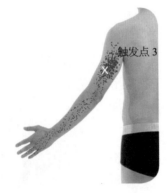

图 5-15c　肱三头肌肌筋膜触
发点 3

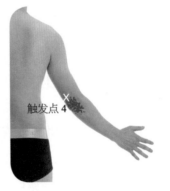

图 5-15d　肱三头肌肌筋膜触
发点 4

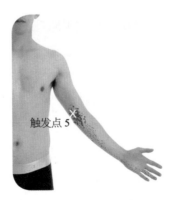

图 5-15e　肱三头肌肌筋膜触
发点 5

一、诊断要点

1. 肩关节后部后三角肌、肱骨外上髁、尺骨鹰嘴等位置疼痛。

2. 肘关节屈曲时主动用力或手臂负重伸直肘关节时前臂疼痛加重。

二、手法治疗

1. 体位

治疗者体位：坐位，面向患者。

患者体位：俯卧位，双上肢放松置于治疗床旁。

2. 手法

（1）㨰法：从下往上用中等力度在肱三头肌处滚动，时间2分钟（图5-16）。

（2）一指禅推法：用中等力度推肱三头肌触发点，时间3分钟（图5-17）。

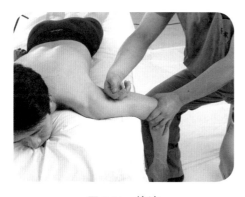 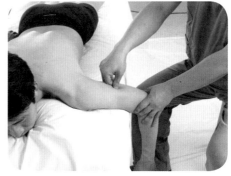

图 5-16　㨰法　　　　　　　　　图 5-17　一指禅推法

（3）弹拨法：用中等力度弹拨肱三头肌，时间2分钟（图5-18）。

（4）掌推法：用掌根从下往上中等力度推肱三头肌3~5次（图5-19）。

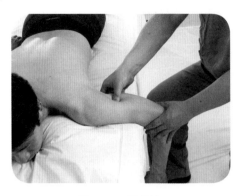 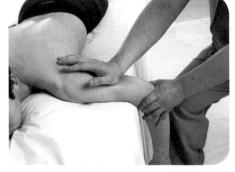

图 5-18　弹拨法　　　　　　　　　　　图 5-19　掌推法

三、注意事项

在肱三头肌的协同肌中，背阔肌、大圆肌、小圆肌常与其共生触发点。一旦发生肱三头肌肌筋膜触发点，其牵涉痛则出现在肱骨外上髁，那么，肘肌、肱桡肌、桡侧伸腕长肌、旋前圆肌也会产生肌筋膜触发点，它们的牵涉痛也会出现在这个区域。患侧的背阔肌和上后锯肌的关键触发点可以以肱三头肌肌筋膜触发点为卫星触发点，如果想消除卫星触发点，一定要消除关键触发点。

四、肱三头肌自我牵张疗法

见图 3-18。

第五节　肱肌肌筋膜触发点

肱肌（图 5-20）位于肱二头肌下半部分的深面，该肌肉在肌腹上有多个触发点，在上臂下半部分的前外侧可以触到触发点的紧张带（图 5-20a）。其牵涉痛主要集中在拇指基底部的第一掌骨区和腕关节的桡侧间隙，并弥散到上臂上 2/3 前面和肘前；如果只有肱肌受累，一般不会影响肩关节活动。肱肌发生触发点后常压迫桡神经，这种压迫主要影响桡神经感觉支（皮支），会引起其支配区域拇指背侧刺痛、麻木和感觉过敏。

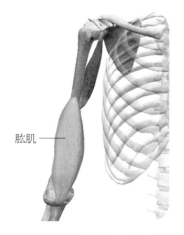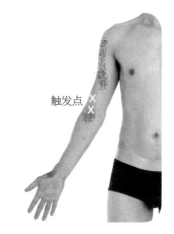

图 5-20　**肱肌肌结构图**　　图 5-20a　**肱肌肌筋膜触发点**

一、诊断要点

1. 拇指背侧刺痛、麻木和感觉过敏。

2. 肘部伸直时活动稍受限。

二、手法治疗

1. 体位

治疗者体位：坐位，面向患者。

患者体位：仰卧位，上肢稍外展放松。

2. 手法

（1）𢰅法：用中等力度在肱肌处滚动 1～2 分钟，边滚动边屈伸活动肘关节（图 5-21）。

（2）一指禅推法：用中等力度推肱肌肌筋膜触发点，时间 1 分钟（图 5-22）。

（3）弹拨法：用中等力度弹拨肱肌，时间 1 分钟（图 5-23）。

（4）点按法：拇指用中等力点按肱肌肌筋膜触发点，时间 1 分钟（图 5-24）。

（5）掌根揉法：用掌根揉肱肌，时间 1 分钟（图 5-25）。

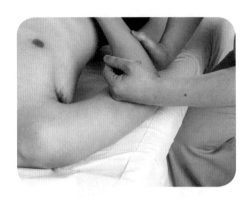

图 5-21　擦法

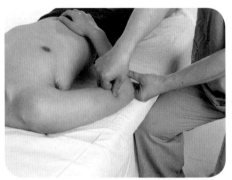

图 5-22　一指禅推法

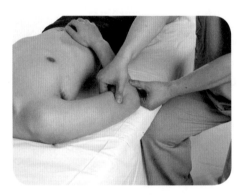

图 5-23　弹拨法

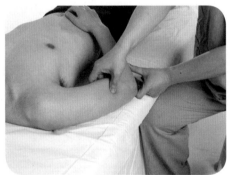

图 5-24　点按法

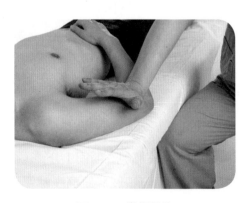

图 5-25　掌根揉法

三、注意事项

肱肌肌筋膜触发点通常与肱二头肌肌筋膜触发点共发。

四、肱肌自我牵张疗法

见图 3-19。

第六节　肱桡肌肌筋膜触发点

肱桡肌（图 5-26）肌筋膜触发点位于肱桡肌肌腹，大约在肘下 3 厘米处（图 5-26a）；其牵涉痛集中于两个部位：虎口区和肱骨外上髁区，并向前臂桡侧弥散。

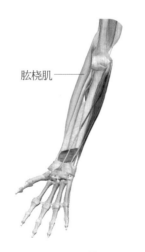
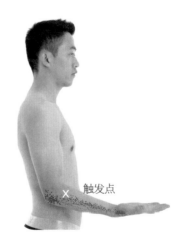

图 5-26　肱桡肌　　　图 5-26a　肱桡肌肌筋膜触发点

一、诊断要点

1. 肘部疼痛，手臂用力则肘部疼痛加重。
2. 腕伸直时，手臂感到无力。

二、手法治疗

1. 体位

治疗者体位：坐位，面向患者。

患者体位：仰卧位，上肢放松。

2. 手法

（1）滚法：用轻柔的力从下往上在肱桡肌处滚动，时间1~2分钟，可以边滚动边屈伸活动腕关节（图5-27）。

（2）一指禅推法：用轻柔的力推肱桡肌肌筋膜触发点，时间1~2分钟（图5-28）。

（3）弹拨法：用轻柔的力弹拨肱桡肌1分钟（图5-29）。

（4）掌根揉法：用掌根轻揉肱桡肌（图5-30），时间1分钟。

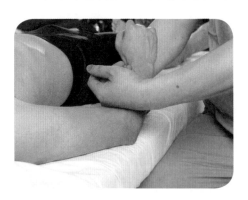

图 5-27　**滚法**

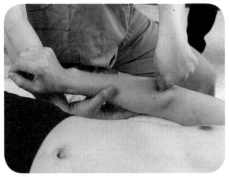

图 5-28　**一指禅推法**

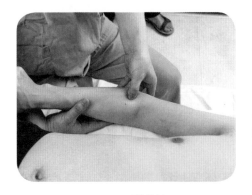

图 5-29　**弹拨法**

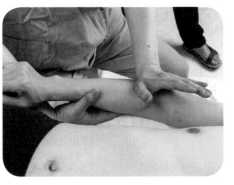

图 5-30　**掌根揉法**

三、注意事项

桡侧腕伸肌和肱桡肌常同时发生触发点，其次是旋前圆肌和指伸肌，很少见尺侧腕伸肌出现触发点。

四、肱桡肌自我牵张疗法

见图 3-20。

<table>
<tr><td>第七节</td><td>旋后肌和旋前圆肌肌筋膜触发点</td></tr>
</table>

旋后肌和旋前圆肌（图 5-31）是一对拮抗肌。旋后肌位置较深，在肱桡肌的深面，紧贴桡骨近侧端，作用是使前臂旋后。旋后肌肌筋膜触发点在肘下近桡侧 2～4 厘米的位置（图 5-31a），其牵涉痛位置近似肱桡肌肌筋膜触发点的牵涉痛位置（图 5-31b），也是集中

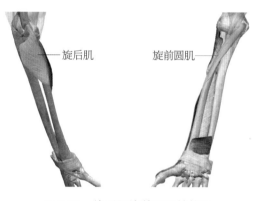

图 5-31　旋后肌旋前圆肌结构图

在肱骨外上髁和虎口的位置，与肱桡肌牵涉痛不同的是，还有一处位于肘前桡侧边，但很少有前臂的弥散性牵涉痛，牵涉到肘前桡侧边的牵涉痛也是网球肘疼痛的原因之一。旋前圆肌的位置较浅，从肱骨内上髁斜向下到肱桡肌的深面，在皮下可触及该肌肉，作用是使前臂旋前。旋前圆肌肌筋膜触发点在肘窝下尺侧，其牵涉痛在前臂前面，从尺侧上端弥散到远端桡侧，并在桡骨茎突和桡侧腕部集中，常是桡骨茎突狭窄性腱鞘炎的元凶。旋前圆肌肌筋膜触发点还可引起正中神经的压迫症状（图 5-31c）。

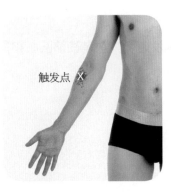

图 5-31a　旋后肌肌筋膜触
发点

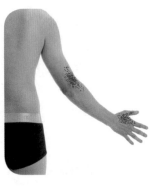

图 5-31b　旋后肌肌筋膜触发
点牵涉痛

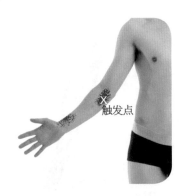

图 5-31c　旋前圆肌肌筋膜触
发点

一、诊断要点

1. 起病缓慢，症状常在反复用手抓握或旋前活动后发作。

2. 肘部疼痛不适，并感到拇指、示指麻木。

3. 手指屈肌力量减弱，主要是屈指及对掌无力。

4. 旋前圆肌起点近端可扪及痛性结节。

二、手法治疗

1. 体位

治疗者体位：坐位，面向患者。

患者体位：仰卧位，上肢放松。

2. 手法

（1）揉法：用轻柔的力从下往上在前臂内侧滚动，时间 1～2 分钟，可以边滚动边屈伸活动腕关节（图 5-32）。

（2）一指禅推法：用轻柔的力推旋后肌和旋前圆肌肌筋膜触发点，时间 2～3 分钟（图 5-33）。

（3）弹拨法：用较轻的力弹拨旋后肌和旋前圆肌，时间 1～2 分钟（图 5-34）。

（4）掌根揉法：用掌根轻揉旋后肌和旋前圆肌，时间 1 分钟（图 5-35）。

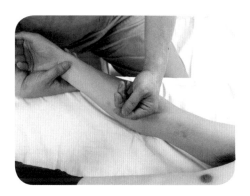

图 5-32　**揉法**

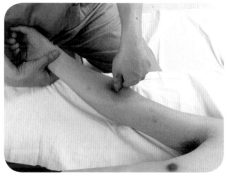

图 5-33　**一指禅推法**

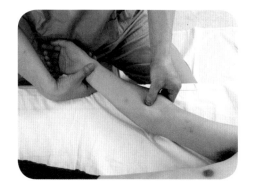

图 5-34　**弹拨法**

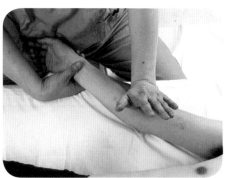

图 5-35　**掌根揉法**

三、注意事项

一旦怀疑是网球肘，不但应该检查旋后肌，还要检查肱三头肌、肘肌、肱桡肌、腕伸肌、指伸肌，如果发现触发点，需要一同治疗。同样，如果有桡骨茎突处的疼痛，除了肱桡肌、旋前圆肌外，还要考虑肱肌、桡侧伸腕长肌。

四、旋后肌和旋前圆肌自我牵张疗法

见图 3-21，图 3-22。

第八节	掌长肌肌筋膜触发点

掌长肌（图 5-36）的主要功能是绷紧掌腱膜，使掌部紧张。掌长肌的触发点一般位于肌腹部位，在前臂内侧面的尺侧中上 1/3 的位置（图 5-36a）；其牵涉痛从触发点位置起一直弥散到掌心处集中。出现掌长肌肌筋膜触发点的患者常主诉由于掌部酸和痛，因此抓不紧工具，还常注意到有掌部的筋膜疼痛结节。工人用螺丝刀、铁锹等工具，运动员抓球拍和球棍，用力时会感到无法忍受的疼痛，严重时患者还有掌部的痉挛。如果让患者做抓杯动作，

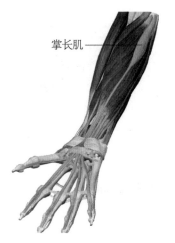
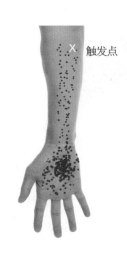

掌长肌————— X 触发点

图 5-36　**掌长肌结构图**　　图 5-36a　**掌长肌肌筋膜触发点**

掌长肌肌腱会在腕横韧带的前面突出，若用力做抓杯动作，并慢慢地从伸到屈，可以使该肌腱明显地暴露。同时，在做这个动作的时候，可以在前臂近侧 1/3 处检查到肌腹触发点。

一、诊断要点

1. 掌部酸和痛。
2. 前臂内侧可摸到筋膜痛性结节。

二、手法治疗

1. 体位

治疗者体位：坐位，面向患者。

患者体位：仰卧位，上肢放松。

2. 手法

（1）揉法：用轻柔的力从下往上在前臂内尺侧滚动，时间 1～2 分钟（图 5-37）。

（2）一指禅推法：用轻柔的力推掌长肌肌筋膜触发点，时间 1 分钟（图 5-38）。

（3）弹拨法：轻柔地弹拨掌长肌，时间 1 分钟（图 5-39）。

（4）指推法：拇指从下往上推掌长肌 3～5 次（图 5-40）。

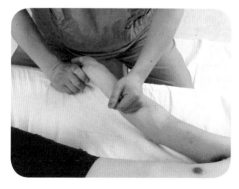

图 5-37　揉法

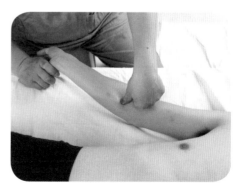

图 5-38　一指禅推法

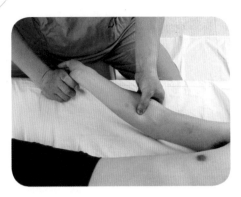

图 5-39　**弹拨法**

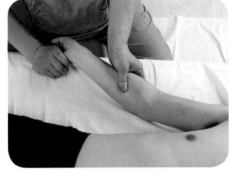

图 5-40　**指推法**

三、注意事项

腕屈肌肌筋膜触发点常与掌长肌肌筋膜触发点共发。

四、掌长肌自我牵张疗法

见图 3-23。

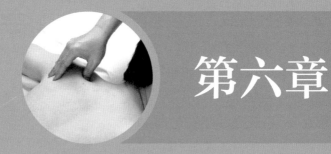

第六章

胸背部肌筋膜触发点

第一节 冈上肌肌筋膜触发点

冈上肌（图6-1）位于肩胛冈的上方，从肌腹到肌腱有3个地方会发生触发点；2个在肌腹的位置，即中央触发点；1个是附着处触发点，在肌腱的位置（图6-1a）。肌腹触发点的牵涉痛属于周围牵涉痛，牵涉痛集中于中三角肌和肱骨外上髁的位置，并向上臂和前臂桡

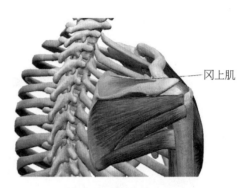

图6-1　冈上肌结构图

侧弥散。肌腱触发点的牵涉痛属于局部牵涉痛，牵涉痛集中于触发点周围和三角肌中部，无弥散（图6-1b）。冈上肌和冈下肌可以同时共发触发点，形成关联触发点。由于三角肌是主要的牵涉痛受累部位，所以常发生卫星触发点。

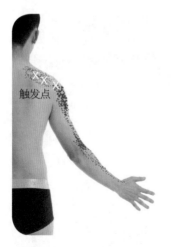

图6-1a　冈上肌肌筋膜触发点

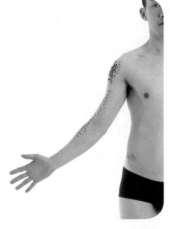

图6-1b　冈上肌肌筋膜触发点牵涉痛

一、诊断要点

1. 冈上肌起点、冈上窝内侧骨面 2/3 处及止点（肱骨大结节处）可触及痛性结节。

2. 肩关节外展抗阻力试验阳性。

3. 肩外展高举 60°～120° 时疼痛，以肩外侧肱骨大结节处疼痛为甚。

4. X 线检查可见部分患者肱骨大结节处钙化影。

二、手法治疗

1. 体位

治疗者体位：站立位或坐位，面向患者。

患者体位：俯卧位，双上肢置于治疗床两侧。

2. 手法

（1）一指禅推法：用中等力度推冈上肌肌筋膜触发点，时间 2 分钟（图 6-2）。

（2）弹拨法：用中等力度弹拨冈上肌，时间 1 分钟（图 6-3）。

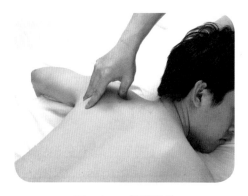
图 6-2　一指禅推法

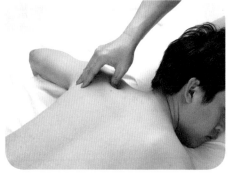
图 6-3　弹拨法

（3）拿法：用中等力度拿冈上肌，时间 3～5 次（图 6-4）。

（4）指推法：拇指用中等力度从外往内推冈上肌 3～5 分钟（图 6-5）。

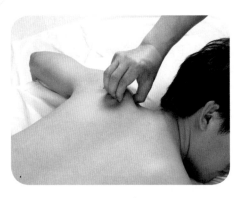

图 6-4　**拿法**

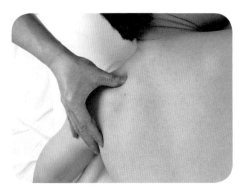

图 6-5　**指推法**

三、注意事项

冈上肌肌筋膜触发点很少单发，常与上斜方肌肌筋膜触发点共发。

四、冈上肌自我牵张疗法

见图 **3-24**。

第二节 **冈下肌肌筋膜触发点**

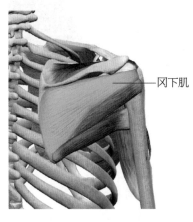

图 6-6　**冈下肌结构图**

冈下肌（图 6-6）在肩胛冈下，除了肩胛下角和部分外缘外，几乎覆盖了整个冈下的肩胛骨的背面区域。在此区域内，会发生多个冈下肌肌筋膜触发点（图 6-6a）；一些触发点在肩胛内侧缘附着处，大部分在肌腹处。肌腹肌筋膜触发点可以产生远处牵涉痛，牵涉痛集中在三角肌区域和上臂肱二头肌区域，并向下从上臂桡侧和前臂桡侧弥散到手部桡侧；有时还有向枕下部的弥散牵涉痛。肩胛骨内侧缘冈上肌肌筋膜触发点的牵涉痛仅在肩胛骨内侧缘集中。冈下肌肌筋膜触发点疼痛严重的患者无法梳头，无法去拿裤子后口袋的物品，无法用手去拉颈部的衣服拉链，甚至无法后伸手臂去关灯，只能转身关灯。

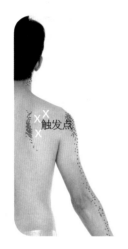 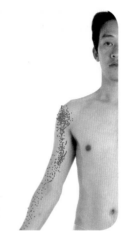

图 6-6a　冈下肌肌筋膜触发点　　图 6-6b　冈下肌肌筋膜触发点
牵涉痛

一、诊断要点

1. 肩部、肩胛骨下窝疼痛且活动障碍，肩后伸、上举受限严重。

2. 冈下窝及肱骨大结节处疼痛，可向头顶放射。

3. 冈下肌起点、冈下窝脊柱侧可触及多发的病理性条索／结节，肱骨大结节下方可扪及痛性结节。

4. 手后摸肩胛骨试验，患者可以手背后，但无法手背后向上到健侧肩胛骨位置。

二、手法治疗

1. 体位

治疗者体位：站立位，面向患者。

患者体位：俯卧位，双上肢置于治疗床两侧。

2. 手法

（1）揉法：用轻柔的力从外向内在冈下肌处滚动，时间1分钟（图6-7）。

（2）一指禅推法：用轻柔的力推冈下肌肌筋膜触发点，时间1分钟（图6-8）。

（3）掌根推法：用掌根由外向内推冈下肌3～5次（图6-9）。

（4）掌根揉法：用掌根按揉冈下肌，时间1分钟（图6-10）。

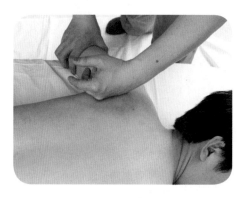

图6-7　揉法

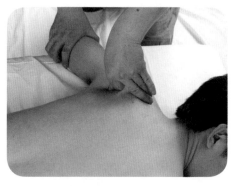

图6-8　一指禅推法

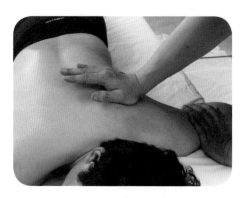

图6-9　掌根推法

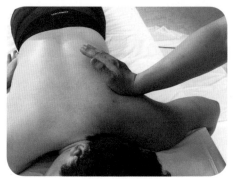

图6-10　掌根揉法

三、注意事项

冈下肌常与大圆肌、小圆肌肌筋膜触发点共发。

四、冈下肌自我牵张疗法

见图 3-25。

第三节　大圆肌、小圆肌肌筋膜触发点

大圆肌（图 6-11）肌筋膜触发点牵涉痛主要集中于后三角肌位置（图 6-11a），即后肩部的疼痛；有时还会有肩关节前面深部疼痛的感觉，这个牵涉痛还向上臂桡侧背面和前臂背面弥散。

小圆肌（图 6-12）肌筋膜触发点常在肌肉和肌腱的移行部（图 6-12a），其牵涉痛在后三角肌下，即后肩部的疼痛；并弥散到整个上臂的后面及外侧面，有时有肩关节前面深部疼痛的感觉。患者上肢后抱头摸嘴试验阳性，手后摸肩胛骨试验阳性。

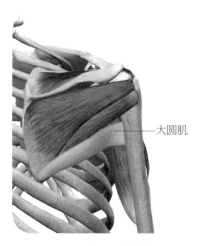

图 6-11　大圆肌结构图

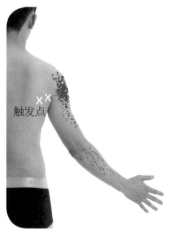

图 6-11a　大圆肌肌筋膜触发点

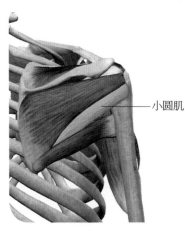 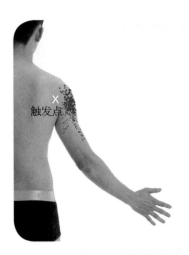

图 6-12　小圆肌结构图　　　图 6-12a　小圆肌肌筋膜触发点

一、诊断要点

1. 有外伤史或慢性劳损史。

2. 肩后部酸胀不适，患肢无力。

3. 健侧卧位屈肘 90°、肩关节前屈 90°时，肩胛骨外侧缘肱骨大结节处可触及痛性结节或条索状物。

4. 小圆肌被动牵伸时疼痛加重，即搭肩试验阳性。

5. 抗阻力外旋时疼痛加重。

二、手法治疗

1. 体位

治疗者体位：坐位，面向患者。

患者体位：俯卧位，双上肢置于治疗床两侧。

2. 手法

（1）一指禅推法：用轻柔的力推大圆肌、小圆肌肌筋膜触发点，时间 1~2 分钟（图 6-13）。

（2）弹拨法：双手拇指用轻柔的力弹拨大圆肌、小圆肌，时间 1 分钟（图 6-14）。

（3）拿法：轻柔地拿大圆肌、小圆肌 3～5 次（图 6-15）。

（4）掌推法：用掌根从肩胛外上角推向肩胛下角 3～5 次（图 6-16）。

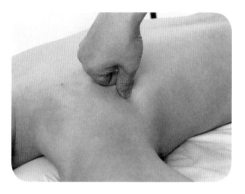

图 6-13　**一指禅推法**

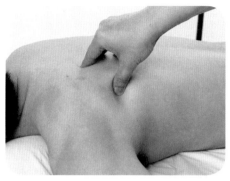

图 6-14　**弹拨法**

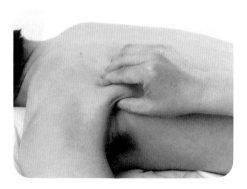

图 6-15　**拿法**

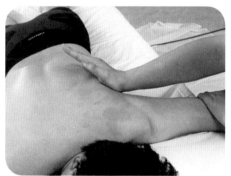

图 6-16　**掌推法**

三、注意事项

大圆肌、小圆肌肌筋膜触发点常与冈上肌、冈下肌肌筋膜触发点共发。

四、大、小圆肌自我牵张疗法

见图 3-26。

第四节 肩胛下肌肌筋膜触发点

肩胛下肌（图 6-17）位于肋骨和肩胛骨之间，起于肩胛骨的内侧面的内侧缘，向外上止于肱骨小结节嵴，参与肩袖的构成。在肩胛下肌上有多个触发点，有的在肌腹，有的在肌肉和肌腱移行部的附着处（图 6-17a），其牵涉痛集中在上臂和肩背连接处以及腕的背侧，并且弥散到背部的肩胛区、上臂的后侧、三角肌区和腕部的前面（图 6-17b）。肩胛下肌肌筋膜触发点是肩周炎的关键原因。

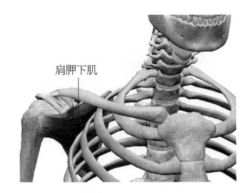

图 6-17　**肩胛下肌结构图**

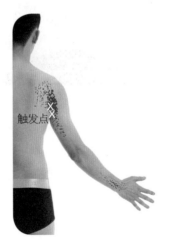

图 6-17a　**肩胛下肌肌筋膜触发点**

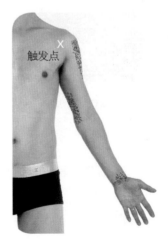

图 6-17b　**肩胛下肌肌筋膜触发点牵涉痛**

一、诊断要点

1. 背部的肩胛区、上臂的后侧、三角肌区酸痛，肩关节外展受限。

2. 外旋试验阳性。

二、手法治疗

1. 体位

治疗者体位：站立位，面向患者。

患者体位：侧卧位，患侧上肢前伸上举置于头前。

2. 手法

（1）一指禅推法：用中等力度推肩胛下肌肌筋膜触发点，时间1分钟（图6-18）。

（2）弹拨法：用中等力度弹拨肩胛下肌，时间1分钟（图6-19）。

（3）拿法：拿肩胛下肌3～5次（图6-20）。

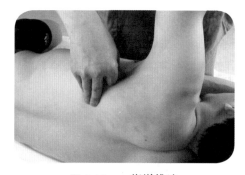

图 6-18　**一指禅推法**

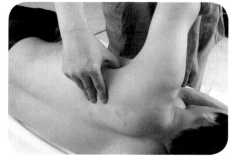

图 6-19　**弹拨法**

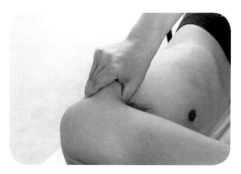

图 6-20　**拿法**

三、注意事项

肩胛下肌是肩周炎发生的主要肌肉，与此同时发生的常见关联触发点还有胸小肌肌筋膜触发点，以及大圆肌、小圆肌肌筋膜触发点、背阔肌肌筋膜触发点以及肱三头肌长头在肌肉和肌腱移行部的肌筋膜触发点；有时还可见到三角肌前部肌筋膜触发点。

四、肩胛下肌自我牵张疗法

见图 3-27。

第五节　菱形肌肌筋膜触发点

菱形肌（图 6-21）在斜方肌的深面，包括两块肌肉，即大菱形肌和小菱形肌，两块肌肉一起从上位胸椎斜向下止于肩胛骨的内侧深面，小菱形肌在上方，大菱形肌在下方。大菱形肌和小菱形肌都可以发生触发点，且触发点较深，属于附着处的触发点，常位于肩胛骨内侧缘的深面；它们属于局部型牵涉痛，因此它们的触发点牵涉痛只在肩胛骨内侧缘，并向肩胛内上角弥散（图 6-21a）。这块肌肉的疼痛常无法认证，除非其他肌肉的肌筋膜触发点被治

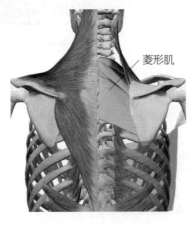

图 6-21　**菱形肌结构图**

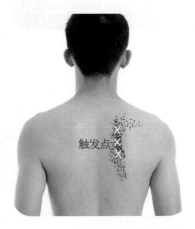

图 6-21a　**菱形肌肌筋膜触发点**

疗后，才会使这块肌肉的牵涉痛突显出来。菱形肌肌筋膜触发点牵涉痛是一种皮肤表面的疼痛，与运动没有关系。如果是肌腹处肌筋膜触发点，患者会感觉侧睡时疼痛；如果肌筋膜触发点在附着处，会出现向后弓背时疼痛，被称为附着点疼痛。菱形肌发生肌筋膜触发点时，运动肩胛骨有响声。患者坐位，手臂放松并向前抬起，肩胛骨外展，该肌肉的肌筋膜触发点可被触到。

一、诊断要点

1. 有急慢性劳损史。

2. 脊柱与肩胛内侧缘之间的后背部疼痛，有负重感。急性发作时，翻身疼痛加剧，偶感胸闷、心慌，久坐时因疼痛而呈挺胸状。

3. 低头双手抱胸时疼痛加重，即菱形肌牵拉试验阳性。

4. 头后伸挺胸，双上肢后伸疼痛，即菱形肌收缩试验阳性。

5. 在其起止点、中点可扪及痛性结节。

二、手法治疗

1. 体位

治疗者体位：站立位，面向患者。

患者体位：俯卧位，双上肢置于治疗床两侧。

2. 手法

（1）点按法：拇指用中等力度点按菱形肌肌筋膜触发点，时间 1 ~ 2 分钟（图 6-22）。

（2）指推法：拇指用中等力度从上往下推肩胛骨内侧 5 次（图 6-23）。

（3）掌推法：掌根用中等力度从上往下推菱形肌 3 ~ 5 次（图 6-24）。

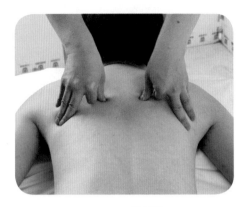

图 6-22　**点按法**

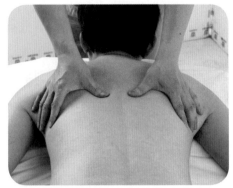

图 6-23　**指推法**

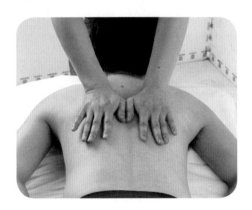

图 6-24　**掌推法**

三、注意事项

　　菱形肌常与斜角肌、肩胛提肌、中斜方肌、冈下肌和背阔肌肌筋膜触发点共发，形成关联触发点；一般来说，这些触发点被治疗后，菱形肌肌筋膜触发点的症状会突显出来。

四、菱形肌自我牵张疗法

　　见图 3-28，图 3-29。

第六节　上后锯肌和下后锯肌肌筋膜触发点

上后锯肌（图6-25）位于菱形肌下，因为该肌筋膜触发点位置较深，位于肩胛上角的深面，属于附着处触发点（图6-25a），附着点增厚性疼痛，其触发点不易被触到，但有时可能摸到外侧紧张带及附近压痛条索，其牵涉痛集中在肩胛冈内侧区域、肩后、肘后和腕尺侧的前后，并沿途弥散，有时还有胸部的刺痛（图6-25b）。下后锯肌（图6-25）在背阔肌下，该肌肉发生触发点常有局部肌肉的隆起，其牵涉痛属于局部型，疼痛仅在该肌肉的周围（图6-25a）。

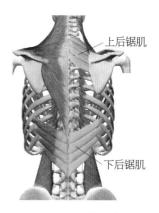

上后锯肌

下后锯肌

图6-25　上后锯肌和下后锯肌结构图

出现上后锯肌肌筋膜触发点时，患者感到上背部的深部疼痛，不负重时的运动一般无疼痛，但在负重向外伸手时，或运动时，疼痛会加重。

出现下后锯肌肌筋膜触发点时，患者会感到下背部疼痛。这个肌筋膜触发点不会因吸气和咳嗽引发疼痛，但是，前锯肌、腰方肌和深部腹肌会受影响。有时会出现翻身疼痛。

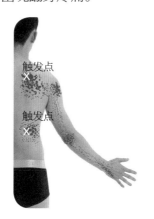

触发点

触发点

图6-25a　上后锯肌和下后锯肌肌筋膜触发点

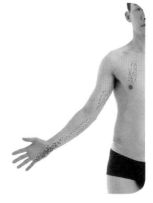

图6-25b　上后锯肌肌筋膜触发点牵涉痛

一、诊断要点

1. 有突发性肋外侧疼痛史。

2. 在肌肉的起点、止点或中点处，可扪及痛性结节。

3. 深呼气时疼痛明显，患者咳嗽时疼痛加重或不敢咳嗽。

二、手法治疗

1. 体位

治疗者体位：站立位，面向患者。

患者体位：俯卧位，双上肢置于治疗床两侧。

2. 手法

（1）滚法：用中等力度在上后锯肌和下后锯肌处滚动，时间 1～2 分钟（图 6-26）。

（2）一指禅推法：用中等力度推上后锯肌和下后锯肌肌筋膜触发点，时间 1 分钟（图 6-27）。

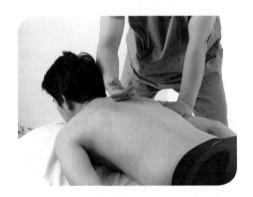
图 6-26　滚法

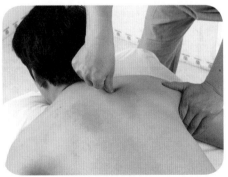
图 6-27　一指禅推法

（3）掌推法：掌根用中等力度从外往内推上后锯肌和下后锯肌 3～5 次（图 6-28）。

（4）掌揉法：掌根用中等力度揉上后锯肌和下后锯肌，时间 1 分钟（图 6-29）。

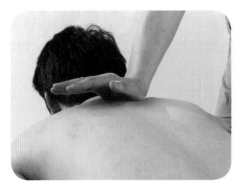

图 6-28　掌推法

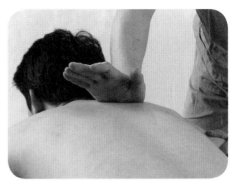

图 6-29　掌揉法

三、注意事项

　　斜角肌肌筋膜触发点常是上后锯肌肌筋膜触发点的卫星触发点。菱形肌、髂肋肌、胸长肌、多裂肌的肌筋膜触发点也可与上后锯肌肌筋膜触发点共发。下后锯肌的关联触发点常是髂肋肌和胸长肌肌筋膜触发点。

四、上后锯肌和下后锯肌自我牵张疗法

　　见图 3-30，图 3-31。

第七节　胸大肌肌筋膜触发点

　　胸大肌（图 6-30）分为 3 个部分，上部起于锁骨，止于肱骨；中部起于胸骨，止于肱骨；下部起于肋弓上部，止于肱骨。其中胸大肌上部最宽大，各部都可产生多个触发点。上部肌筋膜触发点牵涉痛在肩部（图 6-30a）。中部肌外侧肌筋膜触发点的牵涉痛集中于胸前和前臂肘下尺侧前部（图 6-30b），并弥散到肩前部，沿上肢尺侧弥散直到尺侧 3 手指。而中部肌内侧肌筋膜触发点

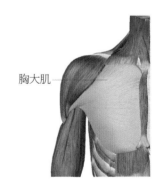

胸大肌 ——

图 6-30　胸大肌

107

的牵涉痛仅在触发点周围（图 6-30c），并靠近胸中线位置。下部肌筋膜触发点在腋窝前壁内（图 6-30d），其牵涉痛在触发点外到乳头周围集中，并弥散到腋窝。

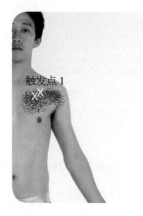

图 6-30a　胸大肌肌筋膜触
　　　　　发点 1

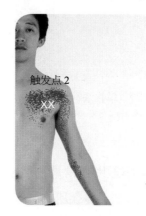

图 6-30b　胸大肌肌筋膜
　　　　　触发点 2

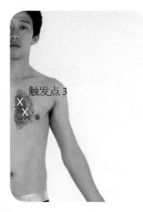

图 6-30c　胸大肌肌筋膜触
　　　　　发点 3

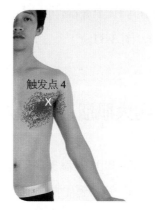

图 6-30d　胸大肌肌筋膜
　　　　　触发点 4

　　胸大肌肌筋膜触发点的发生会导致肩关节运动困难，而且可以引起继发性肩胛内侧的背痛。胸大肌上部触发点可以引起胸锁乳突肌的锁骨头肌肉张力增大，导致出现胸闷、气短、心慌、周身乏力等自主神经紊乱现象。肩关节外展受限，特别是在 90° 位置的平展受限。中部胸大肌肌筋膜触发点牵涉痛的范围较广，特别是左胸需要注意与心肌梗死的胸痛症状相鉴别。较重的胸大肌触发点疼痛，会引起睡眠困难。如果有腋窝前壁缘的胸大肌触发点，会出现乳房和乳头的疼痛，造成无法穿戴文胸。

出现胸大肌肌筋膜触发点可以表现为身向前俯、圆肩、头向前倾、肩胛间肌变弱、肩胛骨外展等现象。手后摸肩胛骨下角试验阳性，肩胛骨内收试验阳性（患侧手放于髋部，肘部向后收困难或疼痛）。胸大肌肌筋膜触发点疼痛需与冠心病的胸前（心前区）疼痛相区别。如果有乳房牵涉痛，乳房会稍微肿胀和出现面团感，但触发点被治疗后，这个症状会马上消失。

一、诊断要点

1. 胸痛、胸闷，有时有乳房牵涉痛。心电图检查正常。

2. 肩关节外展受限。

3. 手后摸肩胛下角试验阳性，肩胛骨内收试验阳性。

二、手法治疗

1. 体位

治疗者体位：站立位，面向患者。

患者体位：仰卧位，双上肢置于治疗床上。

2. 手法

（1）一指禅推法：用轻柔的力推胸大肌肌筋膜触发点，时间 3 分钟（图 6-31）。

（2）指点法：用拇指或中指指面点胸大肌肌筋膜触发点，时间 2 ~ 3 分钟（图 6-32）。

（3）掌揉法：用掌根揉胸大肌，时间 1 分钟（图 6-33）。

（4）掌推法：用掌根从外向内推胸大肌 3 ~ 5 次（图 6-34）。

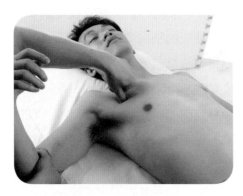

图 6-31　一指禅推法

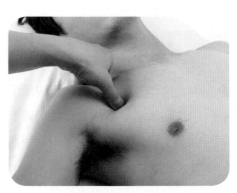

图 6-32　指点法

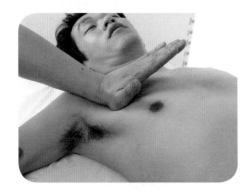

图 6-33　掌揉法

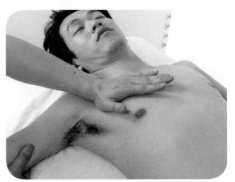

图 6-34　掌推法

三、注意事项

　　胸大肌肌筋膜触发点可以引发背阔肌、大圆肌、小圆肌、肩胛下肌 4 块肌肉的触发点，可表现出类似胸廓出口综合征的症状，并且引发协同肌的前三角肌和喙肱肌肌筋膜触发点作为卫星触发点；同时，在拮抗肌中，前锯肌、菱形肌、中斜方肌也会发展为继发性触发点，严重者还会有冈下肌、圆肌、后三角肌肌筋膜触发点，最终发展为肩周炎。

四、胸大肌自我牵张疗法

　　见图 3-32。

第八节　胸小肌肌筋膜触发点

胸小肌（图 6-35）起自第 3～5 肋，止于肩胛骨喙突。在其下有锁骨下动脉、臂丛神经和上肢淋巴管通过。当胸小肌出现肌筋膜触发点时肌纤维缩短，由于解剖上的位置特点，会对这些组织造成压迫，因此，常表现出明显的胸廓出口综合征的症状，以及肢体怕冷（由于神经、动脉部分受压）。胸小肌肌筋膜触发点可以发生在肌腹，以及肌肉和肌腱的移行部（图 6-35a）。其牵涉痛集中在前肩部，并有胸前和整个上肢尺侧的弥散。由于胸小肌肌筋膜触发点和胸大肌肌筋膜触发点的牵涉痛范围和位置相同，因此难于区分疼痛是来自哪一块肌肉；但是，胸小肌肌筋膜触发点更容易引起神经血管的相应症状。同时，与胸大肌一样，左侧胸小肌肌筋膜触发点的牵涉痛需与冠心病心前区疼痛症状相鉴别。胸小肌肌筋膜触发点可以造成患侧手无法摸到健侧肩的后面。仰卧位上肢上举过头顶时，患者会感到该肢体有麻木感。

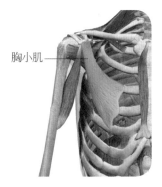
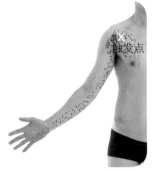

胸小肌

X
触发点

图 6-35　**胸小肌结构图**　　图 6-35a　**胸小肌肌筋膜触发点**

一、诊断要点

1. 肩前、心前区疼痛，有时向胸前和整个上肢尺侧弥散。心电图检查正常。

2. 手后摸肩胛下角试验阳性。

二、手法治疗

1. 体位

治疗者体位：站立位，面向患者。

患者体位：仰卧位，双上肢置于治疗床上。

2. 手法

（1）一指禅推法：用轻柔的力推胸小肌肌筋膜触发点，时间1分钟（图6-36）。

（2）弹拨法：轻柔弹拨胸小肌，时间1分钟（图6-37）。

（3）指推法：用拇指从外往内推胸小肌3～5次（图6-38）。

（4）掌揉法：用掌根揉胸小肌，时间1分钟（图6-39）。

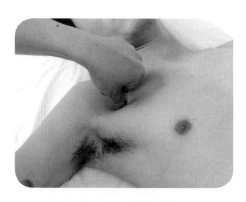

图 6-36　**一指禅推法**

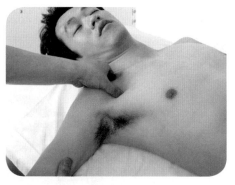

图 6-37　**弹拨法**

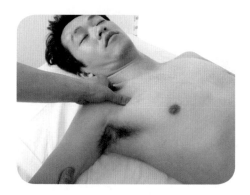

图 6-38　**指推法**

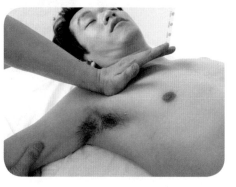

图 6-39　**掌揉法**

三、注意事项

胸大肌肌筋膜触发点是胸小肌肌筋膜触发点关联最大的触发点，其次是三角肌前部、斜角肌、胸锁乳突肌的肌筋膜触发点。有时可发现喙突处（胸小肌附着处）形成附着点的肌腱触发点，患者会感到胸部疼痛，如烧灼痛、刺痛，瞬间闪电样、针扎样痛。

四、胸小肌自我牵张疗法

见图 3-33。

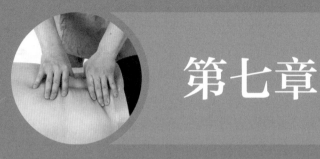

第七章

腰臀部肌筋膜
触发点

第一节　髂腰肌肌筋膜触发点

　　髂腰肌（图7-1）肌筋膜触发点一个是腰大肌在腰部的位置，该触发点位置较深，不能被检查者触摸到（图7-1a），但是该触发点会在整个下背部引发牵涉痛反应（图7-1b）。另外两个触发点常可以被检查者触摸到，但是位置模糊不清。一个位于髂肌在髂嵴内侧面，近髂前上棘的位置，检查者用手指抠压，可以触及肌肉的紧张带，其牵涉痛集中在股上部的中间位置，周围有弥散。而另一个触发点的牵涉痛也位于这个区域。这个触发点位于腹股沟韧带的下方，股骨头偏前的下方。不同于其他两处触发点，该触发点更容易被触及。

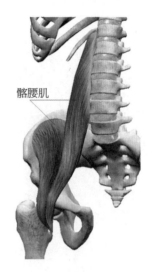

髂腰肌

图7-1　**髂腰肌结构图**

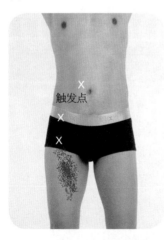

触发点

图7-1a　**髂腰肌肌筋膜触发点**

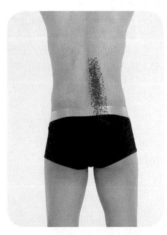

图7-1b　**髂腰肌肌筋膜触发点牵涉痛**

一、诊断要点

1. 腰部疼痛，从坐位起身站立时明显。腰背部压痛不明显。
2. 腰椎活动受限。

二、手法治疗

1. 体位

治疗者体位：站立位，面向患者。

患者体位：仰卧位，双下肢放松。

2. 手法

（1）按揉法：用手四指把腹腔内容物拨开，用指腹按揉脊柱旁的腰大肌，时间1～2分钟（图7-2）。

（2）弹拨法：拇指用中等力度弹拨腰大肌肌筋膜触发点，时间1～2分钟（图7-3）。注意：肥胖者不适宜采用这种仰卧位手法，应嘱患者采取侧卧位姿势。

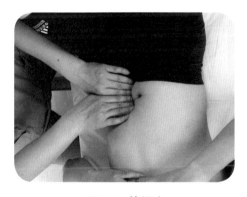 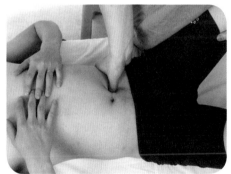

图 7-2　按揉法　　　　　图 7-3　弹拨法

（3）点按法：用拇指点按髂腰肌股骨小转子止点，时间1分钟（图7-4）。

手法可以加用正骨复位手法，如腰椎旋转复位手法、腰椎斜扳法。

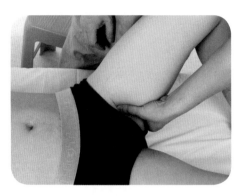

图 7-4　**点按法**

三、注意事项

腰大肌、腰小肌肌筋膜触发点发生后肌张力持续增高，可以压迫腰脊神经的分支，造成腰脊神经受压的一些症状。另外，髂腰肌很少是单发触发点的肌肉，常与其他肌筋膜触发点共生。髂腰肌由于隐藏较深，它关联的触发点常不易被发现，但却因姿势的改变，常使背部、颈部和股臀部肌肉过度劳累，如腘绳肌、臀肌和颈后肌，然后引发这些肌肉的肌筋膜触发点。通常一些髂腰肌协同肌会随之发病，如腹直肌、腰方肌、股直肌、阔筋膜张肌、耻骨肌、健侧髂腰肌。最常见的是腰方肌，如果要使髂腰肌肌筋膜触发点的治疗更为有效，腰方肌的治疗必不可少。在病情较重的情况下，一些拮抗肌也会被引发为肌筋膜触发点，如臀大肌和腘绳肌。

四、髂腰肌自我牵张疗法

见图 3-34，图 3-35。

第二节　**腰方肌肌筋膜触发点**

腰方肌肌筋膜触发点是下背部疼痛最常见的原因，绝大多数急慢性腰部损伤都累及腰方肌。腰方肌（图 7-5）分为深、浅两层，深层在内侧面，浅

层靠外侧。浅层腰方肌刚好在腰髂肋肌的深面，其外侧缘可以在腰髂肋肌的外侧缘触到，而其浅层肌筋膜触发点也刚好在这个位置可以触到。浅层腰方肌肌筋膜触发点在腰髂肋肌外侧缘处的上下两个位置出现（图7-5a），上触发点的牵涉痛沿髂骨翼上部向后外侧面集中，并向前弥散到髂前上棘和下腹部，向后弥散到骶髂关节处（图7-5b）。

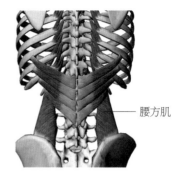

腰方肌

图 7-5　**腰方肌结构图**

这种疼痛靠近腹股沟，患者往往到泌尿外科或男科就诊。患者常描述为在任何姿势状态下持续的、烦人的疼痛，而直立姿势时这种疼痛更加明显，因此使人精神压抑。下触发点的牵涉痛集中在大转子部位的前后，并弥散到臀皱褶中部。深层腰方肌肌筋膜触发点位于腰椎横突尖，也分为上、下两个位置（图7-5c）；上部触发点的牵涉痛集中在骶髂关节和臀后内侧；下部牵涉痛集中在臀皱褶上方外侧部。

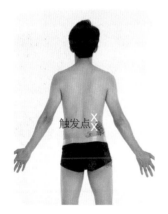

图 7-5a　**腰方肌浅层肌筋膜触发点**

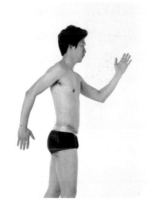

图 7-5b　**腰方肌浅层肌筋膜触发点牵涉痛**

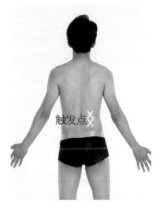

图 7-5c　**腰方肌深层肌筋膜触发点**

一、诊断要点

1. 腰部疼痛，站立、坐位、久卧及劳累后明显。

2. 腰部活动受限。

二、手法治疗

1. 体位

治疗者体位：站立位，面向患者。

患者体位：俯卧位，全身放松。

2. 手法

（1）揉法：用中等力度逆向滚腰方肌，时间 2～3 分钟，可以边滚边用另一只手穿过患者患侧大腿让其后伸且外展下肢，使腰方肌放松（图 7-6）。

（2）弹拨法：用中等力度弹拨腰方肌肌筋膜触发点、起止点，时间 1 分钟（图 7-7）。

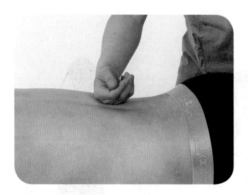 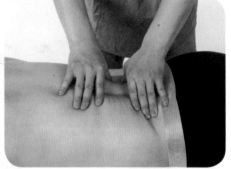

图 7-6　揉法　　　　　　　　　图 7-7　弹拨法

（3）点按法：用拇指或肘尖点按腰方肌肌筋膜触发点、起止点，时间 1～2 分钟（图 7-8）。

手法可以加用正骨复位手法，如腰椎旋转复位手法、腰椎斜扳法。

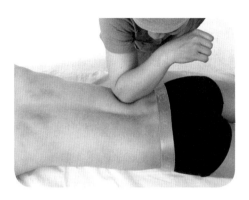

图 7-8　**点按法**

三、注意事项

　　腰方肌肌筋膜触发点在功能单位内常引发其他肌肉的继发性触发点和卫星触发点。最多见的是健侧的腰方肌、患侧的髂腰肌、胸 11 和腰 3 部位的腰髂肋肌，有时还有腹外斜肌。正常情况下，双侧腰方肌以协同形式形成动作，因此，当一侧腰方肌受累时，另一侧也会或多或少地受到牵连。腰大肌和腰椎旁肌常一起协同，协助腰方肌稳定腰部脊柱。腰方肌和腰椎旁肌都属于腰椎的伸肌。腹外斜肌和髂肋部的腰方肌在肋骨和骨盆有共同的起点，而且它们的肌纤维相互平行，因此，它们的触发点常难以分辨。常见的卫星触发点是在腰方肌肌筋膜触发点牵涉痛位置，如臀中肌和臀小肌，有时会被误诊为坐骨神经痛。反过来，臀小肌肌筋膜触发点会激活腰方肌肌筋膜触发点，后者成为臀小肌的卫星触发点。

四、腰方肌自我牵张疗法

　　见图 3-36，图 3-37。

第三节　腹直肌肌筋膜触发点

　　腹直肌（图 7-9）位于腹部中线两侧，是一对长带状肌肉，表面被腹直

肌鞘包裹，起自耻骨嵴，向上止于剑突和第 5～7
肋软骨，通过 3 个腱划将腹直肌的肌腹变短，有
利于脊柱的分部运动。腹直肌具有保护、固定腹
腔器官的作用，收缩时可使脊柱前屈、侧屈和旋
转，同时可缩小腹腔、增加腹压，协助排便、呕
吐、分娩。腹压增加还可使膈穹窿上升，协助呼
气和咳嗽。腹直肌肌筋膜触发点主要发生在两端
的肌腹。在剑突下，腹直肌的第一肌腹的触发点
（图 7-9a）引起的疼痛不在触发点的局部，而是在
平行于触发点的背部（图 7-9b）。如果剑突水平对
应的背部疼痛难以治愈，应该考虑该疼痛可能来

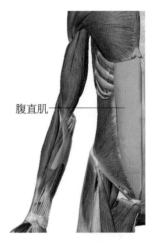

腹直肌

图 7-9　腹直肌结构图

自腹直肌。同样，腹直肌靠近耻骨上近中线的触发点（图 7-9a），其牵涉痛
在触发点水平位置的髂骨翼和骶骨处（图 7-9b）。所以，髂骨翼和骶骨处的
疼痛，也要考虑是否为腹直肌靠近耻骨上近中线的触发点。在该触发点的更
深处，有一小块金字塔状的腹直肌，该金字塔状腹直肌的触发点疼痛在这小
块肌肉的区域，其范围从肚脐到耻骨内侧，会引起类似前列腺炎的症状，如
尿频、尿痛等。腹直肌在肚脐下靠近腹中线有 1 对（每侧 1 个）触发点（图
7-9c），其牵涉痛集中在触发点的周围，这是一个容易引起腹部内脏功能紊

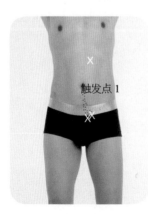

图 7-9a　腹直肌肌筋膜触
发点 1

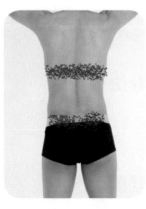

图 7-9b　腹直肌肌筋膜触
发点牵涉痛

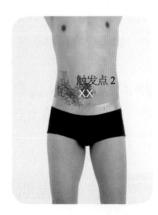

图 7-9c　腹直肌肌筋膜触
发点 2

乱的位置。在这个触发点的外侧，就是腹直肌的外侧缘，这个触发点被称为麦克伯尼点（简称"麦氏点"），其牵涉痛位置在下腹部上部和中腹部下部。腹直肌的脐下触发点有时还会与功能性腹泻、痛经相关。

一、诊断要点

1. 有腹肌的外伤史，或运动劳损史。腹部疼痛，以脐周明显，阵发性发作。

2. 腹直肌的起点、中点或止点压痛，腹直肌可扪及肌紧张。

3. 肌肉收缩试验阳性　仰卧起坐时疼痛加重或不能完成此动作。

4. 肌肉牵拉试验阳性　站立时腰部后伸，腹部挺向前，会加重疼痛。

二、手法治疗

1. 体位

治疗者体位：坐位或站立位，面向患者。

患者体位：仰卧位，屈髋屈膝。

2. 手法

（1）一指禅推法：拇指用中等力推腹直肌肌筋膜触发点，时间 2～3 分钟（图 7-10）。

（2）弹拨法：手四指用中等力度弹拨腹直肌，时间 1～2 分钟（图 7-11）。

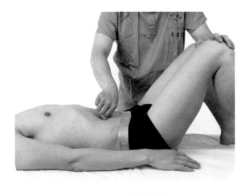

图 7-10　一指禅推法

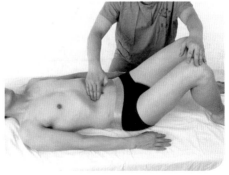

图 7-11　弹拨法

（3）摩法：轻柔地摩腹部 30 圈（图 7-12）。

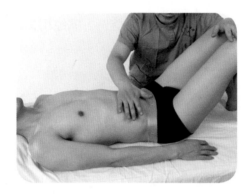

图 7-12　**摩法**

三、注意事项

注意对竖脊肌肌筋膜触发点进行治疗。

四、腹直肌自我牵张疗法

见图 3-38，图 3-39。

第四节　腹外斜肌肌筋膜触发点

腹外斜肌（图 7-13）为宽阔的扁肌，位于腹前外侧部的浅层，起始部呈锯齿状，起自下位 8 个肋骨的外侧，肌束由外上斜向前下方，后部肌束向下止于髂嵴前部，上中部肌束向内移行于腱膜，经腹直肌的前面，参与构成腹直肌鞘的前层，至腹正中线终于白线。腹外斜肌的作用是前屈、侧屈并向后旋躯干。腹外斜肌肌筋膜触发点位于上腹部肋软骨弓的位置（图 7-13a），其牵涉痛集中在上腹部，并向上胸的下部和健侧中腹部弥散。腹外斜肌的外侧肌筋膜触发点沿髂骨翼上 2 厘米的位置分布（图 7-13a），其牵涉痛集中在下腹部和阴部，并向上腹部、中腹部和健侧腹部不同位置弥散。在腹外斜肌的第十二浮肋的起点位置处有 1 个触发点（图 7-14），称为嗝点。因为此处的十二肋尖的内面是膈肌的附着点，一些呃逆不止的患者，常可以针刺该点，能止住呃逆。下腹部所有的腹肌肌筋膜触发点都可以引起功能性腹泻（图 7-15），以腹外斜肌为主，同时也可造成泌尿系统和生殖系统的功能紊乱，因此需要与泌尿生殖系统疾病相鉴别。

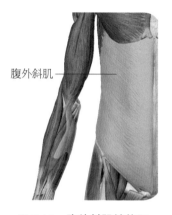

图 7-13　**腹外斜肌结构图**

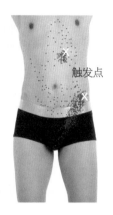

图 7-13a　**腹外斜肌肌筋膜触发点**

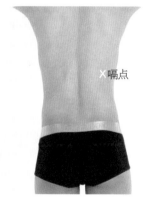

图 7-14　**腹外斜肌肌筋膜触发点嗝点**

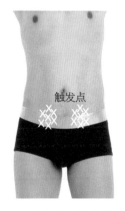

图 7-15　**引起腹泻的腹外斜肌肌筋膜触发点**

一、诊断要点

1. 有外伤史。起点损伤者多诉肋痛，止点损伤者多诉腰痛。疼痛

125

向腹股沟放射。

2. 下8肋腹外斜肌起点处疼痛，或可触及痛性结节，止点（髂嵴前部）处疼痛或可扪及痛性结节或条索状物。

3. 肌肉抗阻试验阳性　患者躯干前屈旋转时抗阻疼痛加重为阳性。

4. 肌肉牵拉试验阳性　患者侧屈，后伸旋转时，腹外斜肌被牵拉而疼痛加重为阳性。

二、手法治疗

1. 体位

治疗者体位：站立位或坐位，面向患者。

患者体位：侧卧位，先行肋骨处肌筋膜触发点治疗，后仰卧位，行腹前肌筋膜触发点治疗。

2. 手法

（1）一指禅推法：用拇指先推腹外斜肌肋骨处肌筋膜触发点，时间1分钟，改换成仰卧体位后再推腹前肌筋膜触发点1～2分钟（图7-16）。

（2）弹拨法：用手四指指面弹拨腹外斜肌肌筋膜触发点，时间1～2分钟（图7-17）。

（3）拿法：用双手拿腹外斜肌3～5次（图7-18）。

（4）揉法：用掌揉拨腹外斜肌肌筋膜触发点，时间1分钟（图7-19）。

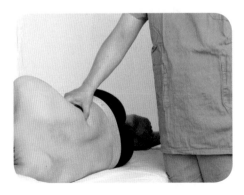

图 7-16　一指禅推法

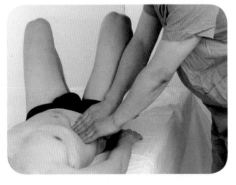

图 7-17　弹拨法

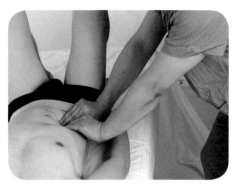

图 7-18 **拿法**

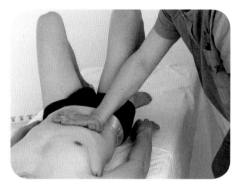

图 7-19 **揉法**

三、注意事项

下腹部的触发点通常可以激发股内收肌的触发点；反过来，股内收肌的触发点疼痛也可以激活下腹部肌肉的触发点，因为两者彼此关联，在治疗上常需要同时处理。一般来说，如果发现下腹部的触发点，那么关注腹股沟韧带上方和下方骨骼肌的张力和触发点的确很有必要，而且常需要检查健侧的腹股沟韧带上下的情况。

四、腹外斜肌自我牵张疗法

见图 3-40。

<h2>第五节 臀大肌肌筋膜触发点</h2>

臀大肌（图 7-20）共有 3 个触发点。臀大肌的第一个触发点一般位于骶骨的下外侧方（图 7-20a），其牵涉痛集中于骶骨的外侧缘和臀中缝的外侧缘，同时还向臀下部和股上部弥散。臀大肌的第二个触发点位于臀尖（臀皱褶中点）上方（图 7-20b），其牵涉痛集中在 4 个地方，触发点周围、骶骨下半部、尾骨和髂嵴下的后外侧，几乎向整个臀区弥散。第三个臀大肌触发点位于近臀中缝的最下端（图 7-20c），其牵涉痛集中在臀中缝和触发点周围，

牵涉痛的弥散最少。出现臀大肌肌筋膜触发点后，患者在走上坡路时会感到臀部的疼痛加重，特别是做向前弯腰的动作时。蛙泳运动员在缩腿时会有痉挛性疼痛加重，特别是在水凉的情况下。有些患者出现靠近坐骨结节的牵涉痛会造成坐位时疼痛，而只敢一半屁股坐在椅子上。有些患者会有尾骨的牵涉痛，长时间坐位会躁动不安，并试图减少对疼痛部位的压力。

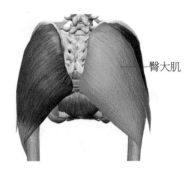

图 7-20　**臀大肌结构图**

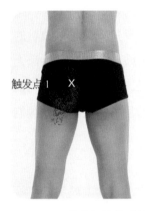

图 7-20a　**臀大肌肌筋膜触发点 1**

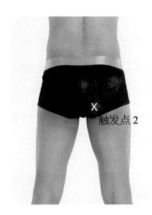

图 7-20b　**臀大肌肌筋膜触发点 2**

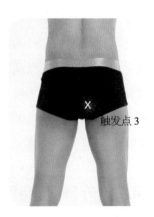

图 7-20c　**臀大肌肌筋膜触发点 3**

一、诊断要点

1. 臀部酸胀疼痛，久坐、久站时加重，休息后减轻。

2. 髂后上棘外侧缘可触及痛性结节或条索状物。

3. 肌肉牵拉试验阳性。

二、手法治疗

1. 体位

治疗者体位：坐位或站立位，面向患者。

患者体位：俯卧位，全身放松。

2. **手法**

（1）擦法：用轻柔的力逆向在臀大肌处滚动，时间2分钟（图7-21）。

（2）一指禅推法：用轻柔的力推臀大肌肌筋膜触发点及起止点，时间2分钟（图7-22）。

（3）弹拨法：用拇指弹拨臀大肌，时间1～2分钟（图7-23）。

（4）按揉法：用掌根按揉臀大肌，时间1分钟（图7-24）。

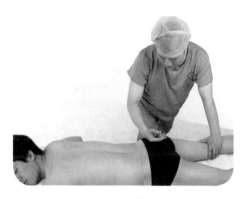

图 7-21　**擦法**

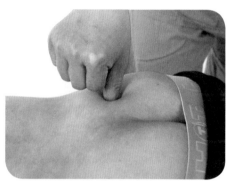

图 7-22　**一指禅推法**

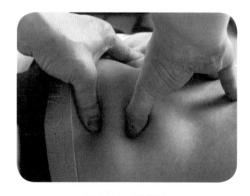

图 7-23　**弹拨法**

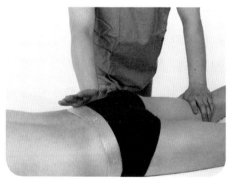

图 7-24　**按揉法**

三、注意事项

臀大肌肌筋膜触发点常与臀中肌肌筋膜触发点和腘绳肌肌筋膜触发点共发，形成了类似传统坐骨神经痛的症状。

四、臀大肌自我牵张疗法

见图 3-41，图 3-42。

第六节　臀中肌肌筋膜触发点

　　臀中肌（图 7-25）为臀部的中层肌肉，起于髂骨翼外侧、髂嵴外唇和阔筋膜背面，成一扁平扇形肌束，斜向外下，集中为一肌腱而止于股骨大转子尖端的上面和外侧面。其多个肌筋膜触发点从后到前，沿后 2/3 的髂嵴下 2～3 厘米位置分布，是维持直立的姿势肌。触发点 1（图 7-25a）在后髂骨翼，距骶髂关节 3～5 厘米，其牵涉痛呈倒 C 状，集中于后髂骨翼上腰部到髂嵴最高点处、整个骶髂关节区和骶髂关节下后侧臀部，几乎弥散到后侧 2/3 的臀部。触发点 2（图 7-25b）在触发点 1 的前方，其牵涉痛集中于臀中部，也在臀中部弥散，并向股后偏外侧弥散。触发点 3（图 7-25c）在触发点 2 前方，其牵涉痛集中于整个骶部、双侧骶髂关节，并弥散、覆盖在触发点 1 和触发点 2 的位置。触发点激活的患者主诉行走时腰臀部疼痛。如果怀疑患者有臀中肌肌筋膜触发点，要检查患者步态；而且还要检查患者是否有过长的第 2 跖骨或另一侧下肢较短。检查臀中肌时，患者需要侧卧在健侧，髋关节屈曲 90°；正常情况下，膝部可以平放在检查床上；如果膝部不能平放在床上，说明臀中肌处于短缩的张力状态，可能因该肌肉的肌筋膜触发点造成；也可能是阔筋膜张肌肌筋膜触发点高张力所致。在检查的体位下，将股部后伸，检查臀中肌力量是否变弱，并与健侧对比。如果患者仰卧，出现下肢明显外旋，除臀中肌外，还可能是臀小肌、梨状肌、双孖肌、闭孔肌和股四头肌紧张。

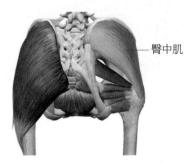

—臀中肌

图 7-25　**臀中肌结构图**

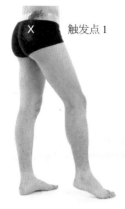 触发点 1

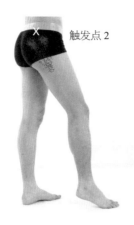 触发点 2

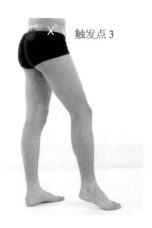 触发点 3

图 7-25a **臀中肌肌筋膜触** 发点 1   图 7-25b **臀中肌肌筋膜触** 发点 2   图 7-25c **臀中肌肌筋膜触** 发点 3

一、诊断要点

1. 有外伤史或劳损史。

2. 不明原因的患侧小腿、踝关节、足部有疼痛、酸胀不适、抽筋等现象。局部无明显压痛，常规治疗效果不佳。

3. 在臀中肌起始部位可扪及痛性结节或条索状物，并向下肢放射。

4. 肌肉收缩试验阳性　患者患肢单腿站立或大腿用力外展时症状加重。

5. 肌肉牵拉试验阳性　患者仰卧，屈膝屈髋、内收大腿时症状加重。

二、手法治疗

1. 体位

治疗者体位：坐位或站立位，面向患者。

患者体位：俯卧位，全身放松。

2. 手法

（1）揉法：用中等力度逆向在臀中肌处滚动，时间 1～2 分钟（图 7-26）。

（2）弹拨法：拇指用中等力度弹拨臀中肌，时间 1 分钟（图 7-27）。

（3）肘点法：用肘尖点臀中肌肌筋膜触发点及起止点，时间 1～2 分钟（图 7-28）。

（4）掌揉法：用掌根揉臀中肌，时间1分钟（图7-29）。

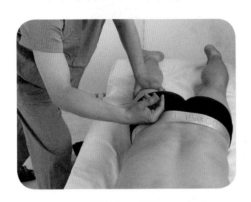

图7-26 **滚法**

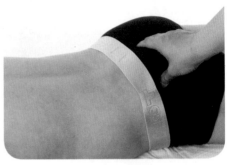

图7-27 **弹拨法**

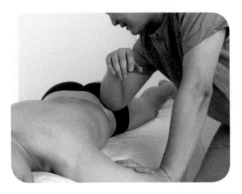

图7-28 **肘点法**

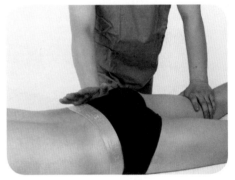

图7-29 **掌揉法**

三、注意事项

臀中肌肌筋膜触发点常与腰方肌肌筋膜触发点和腘绳肌肌筋膜触发点共发，形成了传统坐骨神经痛的诊断。该肌肉与阔筋膜张肌肌筋膜触发点共发时，过去常被认为是臀上皮神经综合征。

四、臀中肌自我牵张疗法

见图3-43。

第七节　臀小肌肌筋膜触发点

臀小肌（图 7-30）位于臀中肌的深面，为臀部最深层的肌肉，其功能主要是维持人体直立，该肌肉会发生多个不同大小的触发点。臀小肌触发点有两种构型：纵向排列和横向排列。纵向排列的臀小肌肌筋膜触发点位于股骨大转子的上方和髂前上棘的后方（图 7-30a），其牵涉痛集中分布在臀中下方、股部的外侧和小腿后外侧到外踝部。因

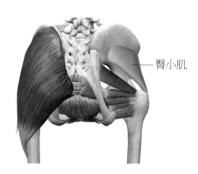

图 7-30　臀小肌结构图

此，臀小肌的触发点疼痛可以出现类似腰 4～腰 5 和腰 5～骶 1 椎间盘突出的症状，因此临床常被误诊为腰椎间盘突出症，甚至导致不必要的手术。横向排列的臀小肌肌筋膜触发点位于臀大肌和臀中肌的深面，在下半髂嵴的位置（图 7-30b），其牵涉痛的范围也较广泛，集中在臀后部、股后部、小腿后上部，弥散范围却在臀小肌区及集中区的旁边、腘窝；类似坐骨神经疼痛的范围，鉴别诊断时需要注意。

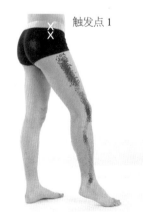

图 7-30a　臀小肌肌筋膜触发点 1

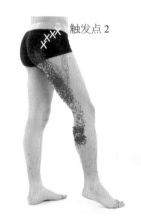

图 7-30b　臀小肌肌筋膜触发点 2

133

臀小肌肌筋膜触发点激活，患者主诉行走时有明显的髋部疼痛和痉挛，不能躺在患侧，夜间因翻身而痛醒；无法久坐，久坐后站立困难同时臀部僵直。臀小肌肌筋膜触发点疼痛常是持续和进行性加重的，患者无法找到可以缓解的位置，无论是躺下还是行走都不舒服。

患者总是会出现不同程度的疼痛步态，以致行走笨拙或不得不用拐杖。臀小肌肌筋膜触发点较重时，患者由于内收受限不能将患侧腿置于健侧膝上。牵涉痛的区域可有疼痛敏感和麻木。

一、诊断要点

1. 有外伤史或长期的劳损史。

2. 臀部臀小肌肌腹和臀小肌的起点即髂前上棘后侧缘处，可扪及深在的痛性结节或条索状物。

3. 肌肉牵拉试验阳性　患者仰卧位，屈膝屈髋，将膝关节向健侧腹部靠拢，即髋关节处于内收位，此时臀小肌处于牵伸位，产生疼痛即为阳性。

4. 肌肉收缩试验阳性　下肢下蹲或外展时臀小肌处于收缩状态，产生疼痛即为阳性。

二、手法治疗

1. 体位

治疗者体位：坐位，面向患者。

患者体位：俯卧位，全身放松。

2. 手法

（1）一指禅推法：用较大力度推臀小肌肌筋膜触发点及起止点，时间1~2分钟（图7-31）。

（2）弹拨法：拇指用较大力弹拨臀小肌，时间1分钟（图7-32）。

（3）肘点法：用肘尖点按臀小肌肌筋膜触发点及起止点，时间1分钟（图7-33）。

（4）掌揉法：用掌根揉臀小肌，时间1分钟（图7-34）。

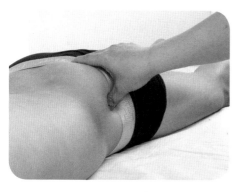

图 7-31　一指禅推法

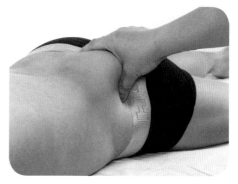

图 7-32　弹拨法

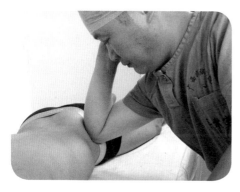

图 7-33　肘点法

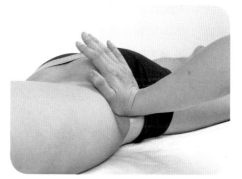

图 7-34　掌揉法

三、注意事项

常与臀中肌肌筋膜触发点、腰方肌肌筋膜触发点和髂腰肌肌筋膜触发点共发，需要小心诊断。

四、臀小肌自我牵张疗法

见图 3-44。

第八节　梨状肌肌筋膜触发点

梨状肌（图 7-35）的位置较深，其下或其间有坐骨神经通过。简单来说，梨状肌肌筋膜触发点在两个部位出现，一个在近骶孔位置，一个在远端肌腹出现（图7-35a）；前者的牵涉痛集中在骶孔周围，后者牵涉痛范围较大，集中在臀后外侧；两者在臀部和股后部有较大面积的弥散。梨状肌的短缩可造成对坐骨神经的压迫。梨状肌肌筋膜触发点激活后，可以压迫坐骨神经和其他神经，还可以造成其他外旋肌和骶髂关节的功能失调，从而产生不同的症状。因此，患者的症状不一，而且多变。不同的患者感觉到的疼痛部位不同，而且很多，可以出现在下背部、腹股沟部、会阴部、臀部、髋部、股后部、腿部，还有直肠部。患者还可出现坐位时疼痛加重，长时间屈髋、内收、内旋时疼痛加重，活动时加重；而且，有的患者会出现疼痛侧的下肢肿胀、性功能丧失或女性性交痛、男性勃起疼痛。女性较男性多见，大概6：1，很多妇科的疼痛常与该肌肉有关。腰5和骶1症状也常来自于梨状肌肌筋膜触发点。

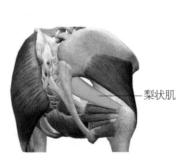

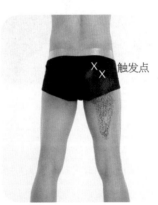

图 7-35　**梨状肌结构图**　　图 7-35a　**梨状肌肌筋膜触发点**

一、诊断要点

1. 有外伤史及慢性劳损史　约75%的患者有间歇性跛行，休息后减轻；有时疼痛向阴部放射，会阴部出现胀感；阴囊、睾丸抽痛，阳痿，排便异常等。

2. 臀部疼痛向下肢放射痛，伴有发麻，病程长者可见臀部及小腿肌肉萎缩。

3. 触诊有梨状肌紧张、压痛，偶尔可触及部分肌束呈条索状隆起，臀点、腘窝点等坐骨神经径路常有显著的压痛，但臀部一般无压痛。

4. 直腿抬高试验　令患者仰卧位，患肢主动抬高 30º～60º 时，疼痛逐渐加重，但抬高超过 60º 后，疼痛反而减轻。此外，亦常见小腿外侧皮肤感觉过敏或减退及跟腱反射改变等。

5. 膝外侧阻力试验阳性　检查者将手放于患者膝外侧施加阻力，要患者用力去顶检查者的手，患者无力或膝部抖动为阳性，并且有臀部的疼痛。

二、手法治疗

1. 体位

治疗者体位：坐位，面向患者。

患者体位：俯卧位，全身放松。患肢稍外展外旋。

2. 手法

（1）擦法：用较大力度逆梨状肌肌纤维方向滚动，时间 1～2 分钟（图 7-36）。

（2）一指禅推法：用较大力度推梨状肌肌筋膜触发点及起止点，时间 1 分钟（图 7-37）。

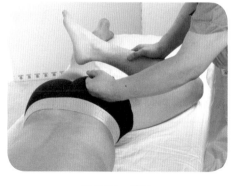

图 7-36　擦法

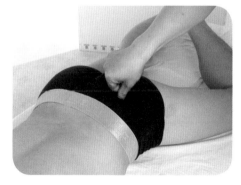

图 7-37　一指禅推法

（3）肘点法：用肘尖点按梨状肌肌筋膜触发点及起止点，时间 1～2 分钟（图 7-38）。

（4）掌揉法：用掌根按揉梨状肌肌筋膜触发点及起止点，时间1分钟（图7-39）。

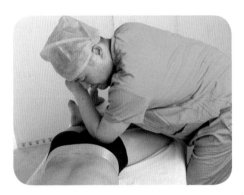

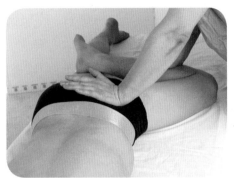

图 7-38　**肘点法**　　　　　　　　　图 7-39　**掌揉法**

三、注意事项

梨状肌对坐骨神经的压迫，会引发其他外旋肌的肌筋膜触发点，以及大腿后部和小腿后部肌肉的肌筋膜触发点。

四、梨状肌自我牵张疗法

见图3-45。

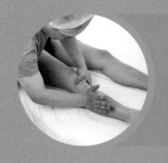

第八章

腿部肌筋膜
触发点

第一节 阔筋膜张肌肌筋膜触发点

阔筋膜张肌（图 8-1）位于髂部的前外侧，在股骨中上 1/3 的外侧处形成髂胫束。阔筋膜张肌触发点位于髂前上棘后下 3 厘米（图 8-1a）；一般情况下，其牵涉痛的位置在整个股外侧部，而重度痛点集中在股外侧的中部和上部。但是，触发点激活的患者最初只会主诉髂部疼痛和大转子区域酸痛；有些患者还会告诉医师，疼痛沿股外侧延伸至膝部，而且患者常无法忍受长时间以髋屈 90° 姿势坐位，也无法快速走路。因压到大转子，患者患侧侧卧时会感到非常不舒服，甚至由于增加了髂胫束的张力而不能侧卧于健侧，除非在双膝间加置 1 个枕头。因此，患者只能以仰卧的姿势睡觉。患者站立时会稍微屈髋以减轻疼痛，而且做向后靠和过伸髋关节的动作困难，这种情况在髂腰肌、臀中肌前部和臀小肌肌筋膜触发点也可出现。

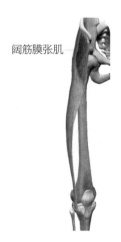

阔筋膜张肌

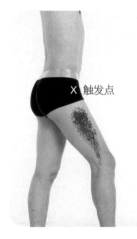

X 触发点

图 8-1 阔筋膜张肌结构图　　图 8-1a 阔筋膜张肌肌筋膜触发点

一、诊断要点

1. 大腿外侧有挫伤史，或膝关节屈曲劳损史。

2. 髂前上棘后下 3 厘米处即大粗隆附近有压痛，也可以在髂胫束循行部位直至胫骨外髁处有压痛。

3. 髂胫束牵拉试验阳性　患者仰卧位，下肢伸直，将患侧下肢内收时，髂胫束被拉长，产生疼痛。

4. 髂胫束紧张试验阳性　患者侧卧位，健侧肢体在下，屈膝屈髋以消除腰椎前凸的影响，检查者一手握患肢踝部，屈膝 90°，另一手固定骨盆，然后患者外展患侧大腿，同时伸直大腿，使之与躯干处于同一直线（即水平位）。正常时，若迅速除去支持，即检查者迅速松开患肢踝部，因阔筋膜张肌收缩，患侧腿不下落或还稍上抬，然后再缓慢下落；如髂胫束存在挛缩，则患侧腿可出现被动地维持于外展位，并可在髂嵴与大粗隆间触及髂胫束，即髂胫束紧张试验阳性。

二、手法治疗

1. 体位

治疗者体位：站立位，面向患者。

患者体位：侧卧位，患侧在上，患者患侧屈髋屈膝，全身放松。

2. 手法

（1）一指禅推法：用轻柔的力推阔筋膜张肌肌筋膜触发点及起止点，时间 1 分钟（图 8-2）。

（2）掌揉法：用掌根揉阔筋膜张肌、髂胫束处，时间 2 分钟（图 8-3）。

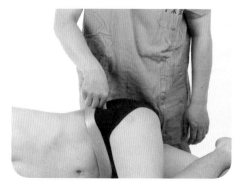

图 8-2　一指禅推法

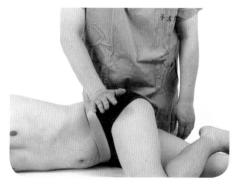

图 8-3　掌揉法

（3）掌推法：用掌根从上向下推直至膝部 3 ~ 5 次（图 8-4）。

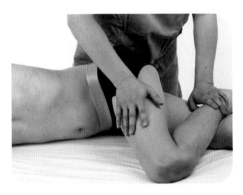

图 8-4　掌推法

三、注意事项

注意检查股外侧肌。

四、阔筋膜张肌自我牵张疗法

见图 3-46。

第二节　缝匠肌肌筋膜触发点

缝匠肌（图 8-5）是一条非常长的肌肉，据说是由于旧时鞋匠用双膝内侧内收、内旋纳鞋底时常用此肌肉而命名的。缝匠肌的肌腹常有 3 处出现激活的触发点（图 8-5a）：上部肌筋膜触发点位于上股部，其牵涉痛在腹股沟下从前外侧斜到前内侧弥散；中部肌筋膜触发点位于股中部的内侧，其牵涉痛也在股中部前内侧到内侧弥散；下部肌筋膜触发点位于股下部内侧，其牵涉痛沿股下部内侧弥散，一直到髌骨或膝内侧表面，但没有膝的深部疼痛。缝匠肌的上部肌筋膜触发点可以压迫股外侧皮神经，会造成股前外侧出现麻木、触痛和感觉迟钝。缝匠肌肌筋膜触发点常在其他肌筋膜触发点被灭活后而突显出来。这块肌肉的肌筋膜触发点不会限制腿部运动，不会引起腿部功能障碍，也不会造成运动范围缩小；但是，该肌筋膜触发点的疼痛和力量变弱可以测试出来。患者坐位屈膝 90°，外旋股部时，加以阻力，可测试该肌肉力量。如有疼痛和力量变弱，说明有该肌筋膜触发点。如果该肌肉出现下部肌筋膜触发点，有时会在膝部附着点处摸到张力结节；该肌肉出现上部肌筋膜触发点可以在髂前上棘处摸到疼痛结节，此处可能压迫股外侧皮神经。

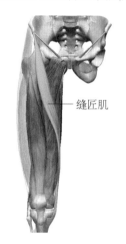

图 8-5　缝匠肌结构图

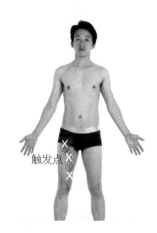

图 8-5a　缝匠肌肌筋膜触
发点

一、诊断要点

1. 患者髋关节疼痛，膝关节内侧疼痛，行走困难，抬腿时疼痛加重。

2. 在患者缝匠肌起点、髂前上棘处可扪及痛性结节或条索，膝关节内侧胫骨粗隆处可扪及痛性结节或条索。

3. 缝匠肌收缩试验阳性　患者髋关节屈曲、外展，膝关节做屈曲和旋内的动作（如踢毽子），此时缝匠肌处于收缩状态，疼痛加重，或因疼痛根本不能完成此动作。

4. 缝匠肌牵伸试验阳性　即患者健侧侧卧，将患侧下肢稍屈髋屈膝，髋关节呈内旋位后伸展髋关节，此时缝匠肌处于紧张牵伸状态，疼痛加重即为阳性。

二、手法治疗

1. 体位

治疗者体位：坐位，面向患者。

患者体位：仰卧位，全身放松。

2. 手法

（1）一指禅推法：用轻柔的力推缝匠肌肌筋膜触发点，时间 1～2 分钟（图 8-6）。

（2）弹拨法：用轻柔的力弹拨缝匠肌，时间 1～2 分钟（图 8-7）。

（3）掌推法：用掌根顺着缝匠肌肌纤维走向推 3～5 次（图 8-8）。

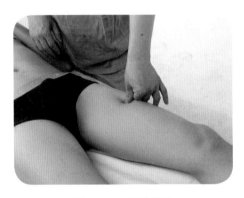

图 8-6　一指禅推法

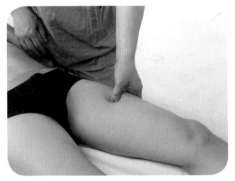

图 8-7　弹拨法

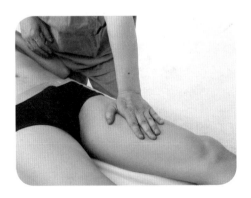

图 8-8　掌推法

三、注意事项

注意对股四头肌和股内收肌肌筋膜触发点进行治疗。

四、缝匠肌自我牵张疗法

见图 3-47。

第三节　股四头肌肌筋膜触发点

股四头肌有 4 个不同位置的起点，因此分为 4 个头和 4 块肌肉；每一块肌肉都有自己特征位置的肌筋膜触发点，各肌筋膜触发点的牵涉痛位置都不一样，它们的牵涉痛多数涉及膝关节，引起膝关节部位疼痛。一种在儿童或青少年时期出现的膝关节疼痛或小腿疼痛，其实就是股四头肌和腓肠肌肌筋膜触发点激活造成的，传统总认为是生长性疼痛。

如果怀疑有股四头肌肌筋膜触发点，一定要检查髌骨。通过检查膝伸直时的髌骨，可以发现股四头肌的某个部分是否有过大的张力。髌骨在膝伸直和休息状态时，正常处于向外侧方向的半脱位状态。只要怀疑股四头肌存在肌筋膜触发点，临床医师就要注意检查髌骨在这个位置的活动度。在出现股四头肌肌筋膜触发点的情况下，髌骨外侧活动受限，但不会锁住。如果有远端股外侧肌肌筋膜触发点的激活，髌骨的所有被动活动会消失，髌骨被固定或被锁住。特别在髌骨向下被动移动受限时，患者不能使膝关节完全伸直，或者膝关节屈曲不能超过 5°。如果试图被动移动髌骨会产生摩擦声，表示有异常压力对抗股骨或有关节软骨表面的损伤。如果股外侧肌肌筋膜触发点严重程度较轻，张力较小，那么只会出现髌骨中部活动受限。

在股四头肌中，股直肌（图 8-9）是唯一横跨两个关节的肌肉。股直肌肌筋膜触发点位于股直肌起点下，在髂前上棘与髌骨连线和大转子到耻骨联合连线的交点位置（图 8-9a）；其牵涉痛集中于髌骨前，并向髌骨周围弥散。患有股直肌肌筋膜触发点的患者常因股前疼痛而出现夜间痛醒，此时处于髋屈曲和膝伸直状态。患者常主诉上下楼梯时膝关节疼痛和无力。检查时可以让患者俯卧，使患者伸髋屈膝以检查股直肌的张力；做这个动作时，正常情况通常脚后跟可以碰到臀部，如果脚后跟不能碰到臀部而且出现疼痛，则试验结果阳性。

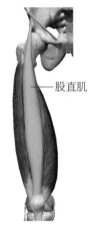
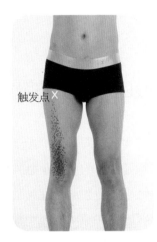

图 8-9　股直肌结构图　　图 8-9a　股直肌肌筋膜触
发点

股中间肌（图 8-10）在股直肌的深面，是长条形肌肉。股中间肌肌筋膜触发点位于股前中上部近中线处（图 8-10a），其牵涉痛向下集中于股前、股外侧、股内侧，向上一直弥散到腹股沟下。向下的牵涉痛尽管占位大部分股前部，但不涉及膝关节，这一点是区分其他股四头肌肌筋膜触发点的要点。患有股中间肌肌筋膜触发点的患者常无法将膝关节伸直，特别是在保持同一坐姿一段时间后情况更为明显。在病情较重的情况下，患者上楼梯无法跨出第 2 步，然后会伸直膝关节；或当从椅子上站起来时，如果没有手扶，会无法行走。运动的时候，膝关节会有明显的疼痛，但休息时无疼痛。膝关节交锁常因股中间肌肌筋膜触发点和腓肠肌两个头靠近股骨的肌筋膜触发点存在共生情况。如果患者跨步和上楼梯有困难，应注意检查股中间肌；如果患者不能屈膝，而是靠髋部向前来移动步子，则提示股中间肌无力。股中间肌肌筋膜触发点的张力会造成髌骨在任何方向上的旋转活动受限。

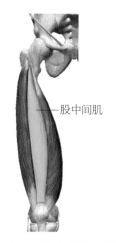

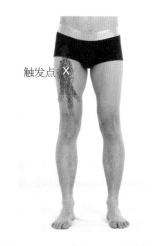

图 8-10　股中间肌结构图　　图 8-10a　股中间肌肌筋膜触发点

　　股外侧肌（图 8-11）是好发肌筋膜触发点的肌肉，其牵涉痛也常涉及膝关节疼痛。股外侧肌肌筋膜触发点分为上部、中部和下部 3 个位置。股外侧肌的上部肌筋膜触发点位于大转子下，其牵涉痛集中于触发点周围，并向周围不远的位置弥散（图 8-11a）。股外侧肌的中部肌筋膜触发点又分为前部和后部两部分，前部触发点位于股外侧偏前，其牵涉痛会集中于股外侧中部的大部分区域，呈中部膨大的上下长条形，向上一直延伸到大转子及髂嵴下，向下一直延伸到膝关节的外侧，并向前钩，沿牵涉痛集中位的股前、股后都有弥散（图 8-11b）；股外侧肌中后部肌筋膜触发点在稍微偏股后的位置，其牵涉痛也呈长条形，向上延伸到大转子后，向下延伸到股后下部和腘窝外侧部（图 8-11c）。股外侧肌下部肌筋膜触发点在股下部和靠近膝部的位置，也分为前后两处；其前部肌筋膜触发点的牵涉痛集中在触发点周围，即股下部，以及膝部的外侧，并在股中部弥散（图8-11d）；后部肌筋膜触发点稍微偏向股后部，其牵涉痛集中于触发点周围、股下后部、腘外侧部的上方，并延伸向上直到大转子下偏后，并且还向小腿外侧弥散（图 8-11e）。

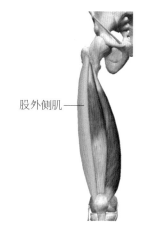

图 8-11　股外侧肌结构图

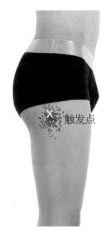

图 8-11a　股外侧肌上部肌
　　　　　筋膜触发点

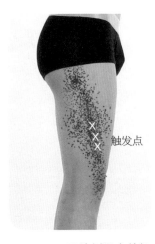

图 8-11b　股外侧肌中前部
　　　　　肌筋膜触发点

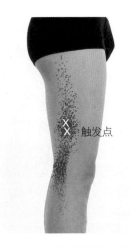

图 8-11c　股外侧肌中后部
　　　　　肌筋膜触发点

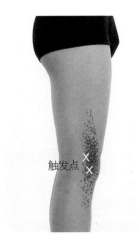

图 8-11d　股外侧肌下前部
　　　　　肌筋膜触发点

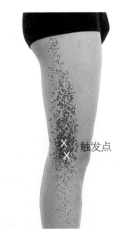

图 8-11e　股外侧肌下后部
　　　　　肌筋膜触发点

　　出现股外侧肌筋膜触发点，患者主诉行走时沿着股外侧和膝外侧疼痛，侧卧患侧疼痛，且影响睡眠。与股中间肌一样，股外侧肌下部肌筋膜触发点也可造成髌骨的活动受限。一旦髌骨活动受限，患者从椅子上起立后，伸直和屈曲膝关节会出现困难。有时膝关节在稍微屈曲状态下会发生髌骨交锁，造成膝关节活动障碍。总之，股外侧肌肌筋膜触发点只有在限制髌骨活动时才会出现膝关节活动障碍，但疼痛总是明显的。

股内侧肌（图 8-12）在股中间肌的内侧，大多数人在该肌肉下部的膝前上内侧处形成 1 个肌腹隆起。股内侧肌发生触发点激活可以引起严重的膝关节疼痛。股内侧肌肌筋膜触发点常在该肌肉的两个位置出现：一个在股中部的内侧靠股前中线旁边出现，其牵涉痛呈长条形，从触发点所在位置沿股内侧集中向下斜行直到髌骨的内侧和膝内侧，从触发点所在位置先集中斜向上行后弥散到股前中部（图 8-12a）；该肌肉的另一个触发点在髌骨上内侧和股骨的内侧髁前部，其牵涉痛集中于整个髌骨前面和膝前内侧（图 8-12b）；有时还会在髌骨前面的筋膜上摸到痛性筋膜结节。

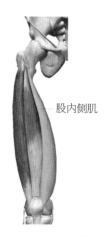

图 8-12　股内侧肌
结构图

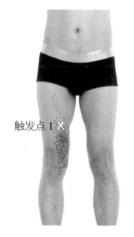 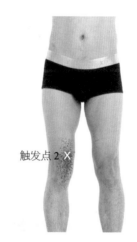

图 8-12a　股内侧肌肌筋膜
触发点 1

图 8-12b　股内侧肌肌筋膜
触发点 2

如果出现股内侧肌肌筋膜触发点，患者会感到膝关节的深部疼痛，而且夜间痛醒也是常事。大多数临床医师常将股内侧肌肌筋膜触发点的疼痛诊断为膝关节炎症。疼痛常会在几周或几个月后逐渐减轻或消失，但是会遗留股四头肌的功能抑制，会造成行走时膝关节交锁，特别是行走在路面情况较差的路段容易发生，因为膝关节此时处于屈曲内旋状态，有时还容易突然摔到。老年人出现股内侧肌肌筋膜触发点，经常容易摔倒而导致骨折。如果运动员出现股内侧肌肌筋膜触发点，会因此失去下盘的稳定，同时在运动时容易出现膝关节交锁。

一、诊断要点

1. 有外伤史、劳损史或局部感染史。下蹲时股四头肌处于牵伸状态，出现膝关节疼痛加重或动作受限。

2. 伤处疼痛、肿胀，局部压痛明显或肌肉发硬，久者肌肉萎缩。

3. 髋膝关节活动功能障碍，走路跛行。

4. 股四头肌收缩或牵拉试验阳性。

二、手法治疗

1. 体位

治疗者体位：站立位，面向患者。

患者体位：仰卧位，膝下垫小枕，全身放松。

2. 手法

（1）擦法：用中等力度从下往上在股四头肌上滚动，时间3分钟（图8-13）。

（2）一指禅推法：用中等力度推股四头肌肌筋膜触发点，时间3分钟（图8-14）。

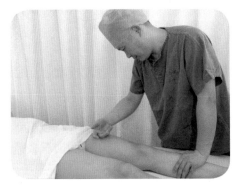

图 8-13　擦法

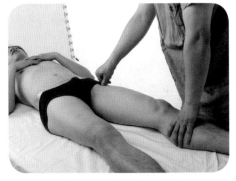

图 8-14　一指禅推法

（3）弹拨法：用中等力度弹拨股四头肌，时间 1~2 分钟（图 8-15）。

（4）掌推法：用掌根从上往下推股四头肌 3~5 次（图 8-16）。

（5）拿法：用中等力度拿股四头肌 3~5 次（图 8-17）。

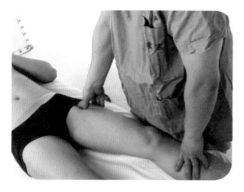

图 8-15　弹拨法 　　　　　　　　图 8-16　掌推法

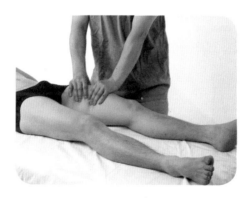

图 8-17　拿法

三、注意事项

长收肌和短收肌肌筋膜触发点常与大收肌和耻骨肌肌筋膜触发点共发，有时还激活股四头肌的股内侧肌肌筋膜触发点。

四、股四头肌自我牵张疗法

见图 3-48，图 3-49，图 3-50。

第四节　股内收肌肌筋膜触发点

　　股内收肌群有 4 块肌肉：长收肌、短收肌、大收肌和股薄肌（图 8-18、图 8-19），其实还包括了耻骨肌。股内收肌群激活的触发点（图 8-18a，图 8-19a）可以引起许多部位的疼痛，不仅有股部的疼痛，还涉及腹股沟、髋部，有时还涉及下腹部。在检查股内收肌群时，令患者仰卧位，检查者可以将患侧下肢的足底放于健侧下肢的膝内侧，使受累下肢处于髋部稍屈、外展、外旋和膝屈曲状态，然后，检查者站在患侧，用一手压住健侧骨盆以稳定骨盆，另一手压住受累侧膝向下，以便更多地外展后伸。这个试验可以检查股内收肌群的张力以及检查髋关节活动范围是否受限。

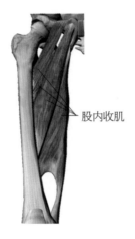

图 8-18　股内收肌结构图

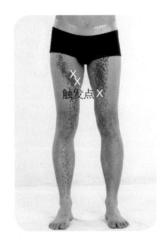

图 8-18a　股内收肌肌筋膜
触发点

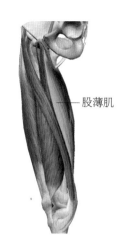 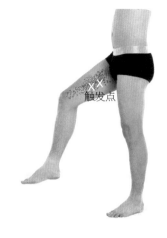

图 8-19　**股薄肌结构图**　　图 8-19a　**股薄肌肌筋膜触发点**

一、诊断要点

1. 有股内收肌的损伤、挫伤或劳损史。

2. 大腿内侧疼痛尤以耻骨部位为甚，严重者足尖不敢着地行走。

3. 耻骨上支、耻骨下支、股骨粗隆、坐骨结节、胫骨粗隆内下压痛或可触及硬结、条索状物。

4. 内收肌抗阻试验阳性　患者仰卧位，双下肢屈膝屈髋，双足内侧靠近合并，足底着床。治疗者双手分置于患者双膝内侧，缓慢地由内向外推压患者膝关节内侧，使大腿外展、外旋并嘱患者内收大腿以对抗，患肢大腿内侧疼痛或加剧者为阳性，正常者可自行分开大腿与床面至多形成 10°～20°角。

二、手法治疗

1. 体位

治疗者体位：站立位，面向患者。

患者体位：仰卧位，患侧下肢屈髋屈膝。

2. 手法

（1）一指禅推法：用中等力度推股内收肌肌筋膜触发点，时间 1～2 分钟（图 8-20）。

（2）弹拨法：用中等力度弹拨股内收肌，时间 1～2 分钟（图 8-21）。

（3）掌推法：用掌根从下往上推股内收肌 3～5 次（图 8-22）。

（4）拿法：用中等力度拿股内收肌 3～5 次（图 8-23）。

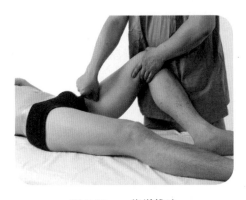

图 8-20　一指禅推法

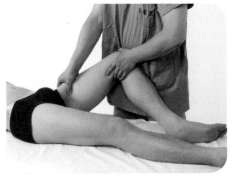

图 8-21　弹拨法

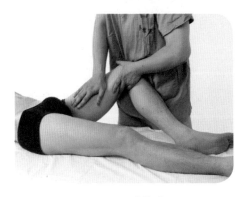

图 8-22　掌推法

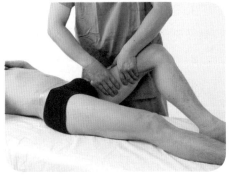

图 8-23　拿法

三、注意事项

长收肌和短收肌肌筋膜触发点常与大收肌和耻骨肌肌筋膜触发点共发，有时还会激活股四头肌的股内侧肌肌筋膜触发点。

四、股内收肌自我牵张疗法

见图 3-51，图 3-52。

第五节　腘绳肌肌筋膜触发点

股后部的肌肉称为腘绳肌（图 8-24），包括外侧的股二头肌及内侧的半腱肌和半膜肌。它们的肌筋膜触发点常出现于股后中部和下部，呈多发性（图 8-24a）。半腱肌和半膜肌肌筋膜触发点的牵涉痛集中在股上方、臀皱褶的位置，几乎弥散到整个股后内侧和小腿后内侧。股二头肌肌筋膜触发点的牵涉痛集中在腘窝及其上下，从股后中部向股后上外侧弥散，也有一小部分向小腿后上部弥散。

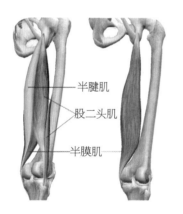

图 8-24　**腘绳肌结构图**

半腱肌
股二头肌
半膜肌

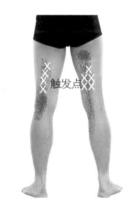

图 8-24a　**腘绳肌肌筋膜触发点**

触发点

一、诊断要点

1. 有外伤史或慢性劳损史。

2. 大腿后部肿胀、酸痛、僵硬或皮下有瘀斑，局部压痛明显。

3. 下肢伸直困难，腘绳肌起止点可触及痛性结节。

4. 腘绳肌肌肉牵拉试验阳性　直腿抬高试验阳性，即腘绳肌被牵拉而产生疼痛。

5. 腘绳肌肌肉抗阻试验阳性　患者俯卧位，患侧膝关节屈曲至 90°，治疗者一手固定骨盆，另一手按压小腿下段，令患者尽力屈膝，如疼痛加重，或屈膝无力即为阳性。

二、手法治疗

1. 体位

治疗者体位：站立位，面向患者。

患者体位：俯卧位，全身放松。

2. 手法

（1）滚法：用中等力度从下往上在腘绳肌处滚动，时间 3 分钟（图 8-25）。

（2）一指禅推法：用较大力度推腘绳肌，时间 2 ~ 3 分钟（图 8-26）。

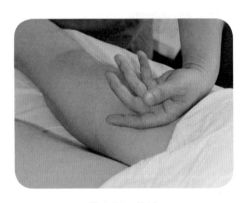 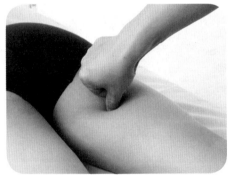

图 8-25　**滚法**　　　　　　　　图 8-26　**一指禅推法**

（3）弹拨法：用较大力度弹拨腘绳肌，时间 2 分钟（图 8-27）。

（4）掌推法：用掌根从下往上推腘绳肌 3 ~ 5 次（图 8-28）。

（5）拿法：用较大力度拿腘绳肌 3 ~ 5 次（图 8-29）。

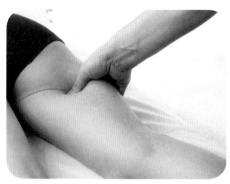

图 8-27　弹拨法

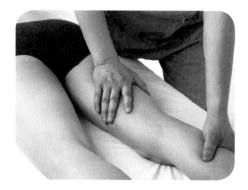

图 8-28　掌推法

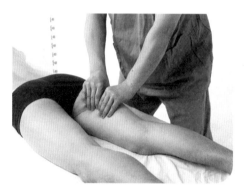

图 8-29　拿法

三、注意事项

注意治疗与小腿三头肌共发的肌筋膜触发点，如踇趾长伸肌、踇趾长屈肌、胫骨后肌、胫骨前肌、趾伸肌的肌筋膜触发点。

四、腘绳肌自我牵张疗法

见图 3-53，图 3-54。

第六节　小腿三头肌肌筋膜触发点

小腿三头肌由腓肠肌和比目鱼肌共同组成，这两块肌肉的功能相同。

腓肠肌（图 8-30）是小腿后侧最浅和最大的肌肉，该肌肉在小腿发生肌筋膜触发点的概率最大，很多小腿的疼痛都与这些触发点有关。腓肠肌有两个头，下端参与形成跟腱最浅层。腓肠肌内侧头的肌筋膜触发点都在胫骨的后上段，触发点 1 位于紧靠腘窝皱褶下的内侧，靠近股骨髁内侧头起点处，属于肌肉和肌腱移行部的触发点，其牵涉痛在腘窝内下处集中，并向周围弥散（图 8-30a）；触发点 2 位于胫骨上段内侧头肌腹部位，其牵涉痛的范围较广，主要集中在足底跟骨前，并在跟腱内侧、小腿内后侧弥散，有时还向腘窝和股后部下段弥散（图 8-30a）；触发点 3 位于几乎平行于触发点 1 的腓肠肌外侧头位置，其牵涉痛在腘窝外下处集中，并向周围弥散（图 8-30b）；触发点 4 位于胫距后部近中段的外侧头肌腹上，其牵涉痛在触发点周围集中，并向上弥散至腘窝皮肤皱褶下，向下弥散至小腿后中段（图 8-30b）。

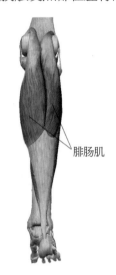

腓肠肌

图 8-30　**腓肠肌结构图**

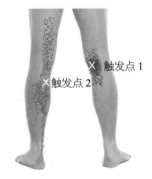

触发点 1
X触发点 2

图 8-30a　**腓肠肌肌筋膜触发点 1、2**

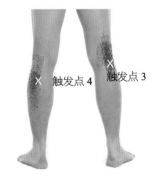

X 触发点 4　触发点 3

图 8-30b　**腓肠肌肌筋膜触发点 3、4**

当腓肠肌肌筋膜触发点激活，患者常会出现夜间腓肠肌痉挛的现象，而且有小腿后侧和牵涉痛部位的疼痛。这类患者常不会感到肌肉活动受限和无力，只会觉得路面不好或上下坡时腘窝疼痛。一种在儿童／青少年时期出现的小腿疼痛，或膝关节疼痛，其实就是腓肠肌和股四头肌肌筋膜触发点激活造成的，传统总认为是生长痛。

比目鱼肌（图8-31）在腓肠肌的深面，与腓肠肌一起构成了小腿三头肌，共同形成跟腱。比目鱼肌肌筋膜触发点在该肌肉的3个部位出现：触发点1（图8-31a），在腓骨小头下方1厘米偏内的位置，其牵涉痛集中于小腿后侧中部，并向上弥散到腘窝，向下弥散到跟腱上方，并向周围弥散；触发点2（图8-31b），在小腿后中部的外侧下方肌腹处，其牵涉痛以弥散的形式与触发点1牵涉痛的下部弥散区重合，但是，该触发点在患侧髂后上棘区域有非常远的集中牵涉痛，以及患侧颞颌关节的位置疼痛（图8-31c）；触发点3（图8-31a），在跟腱起点的内侧缘，其牵涉痛集中在跟腱以及跟骨底，并向前延伸到跟骨前一小部分，并在牵涉痛集中范围周缘和触发点上部有弥散。

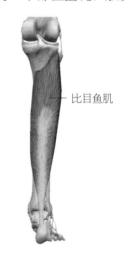

图 8-31　**比目鱼肌结构图**

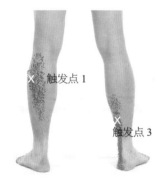

图 8-31a　**比目鱼肌肌筋膜触发点 1、3**

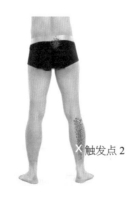

图 8-31b　**比目鱼肌肌筋膜触发点 2**

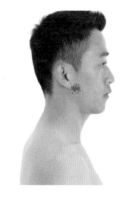

图 8-31c　**比目鱼肌肌筋膜触发点牵涉痛**

患有比目鱼肌肌筋膜触发点，患者主诉足跟疼痛，而且有夜间疼痛，因此会干扰睡眠。跑步运动员也常发生这种由比目鱼肌引起的足跟痛。过去认为足跟痛通常是比目鱼肌肌筋膜触发点引起，跟骨骨刺不会引起疼痛。比目鱼肌肌筋膜触发点的发生，与腓肠肌一样，会干扰小腿后肌的静脉泵，因此，除了疼痛外，还会引起足部和踝关节的水肿现象。踝关节的背屈功能受限，以致下蹲困难，只弯腰不屈膝无法捡起地上的东西。背屈功能受限，还容易引发下腰部疼痛。激活的比目鱼肌肌筋膜触发点会造成患者运动功能障碍，行走变得困难并出现疼痛，特别是上坡、上下楼梯，还会出现在从椅子上站起而又无手臂部支持的情况下。一些患者还有下背痛。儿童/青少年的生长痛也与该肌肌筋膜触发点有关。跑步运动员的跟腱痛有时也与比目鱼肌肌筋膜触发点激活有关。

由于胫骨后静脉、动脉、神经通过比目鱼肌隧道，比目鱼肌隧道上端的腱弓入口处常会因比目鱼肌产生肌筋膜触发点造成肌肉短缩而变窄，然后压迫隧道中的组织结构（静脉、动脉、神经）。如果患者出现严重的足跟痛和足外侧的刺痛，就应该考虑有神经压迫的可能。

一、诊断要点

1. 有外伤及劳损史。

2. 小腿后部疼痛、酸胀不适，常因劳累后加重，休息或适量活动后减轻，可反复发作。中老年患者有夜间小腿抽搐现象，有足跟痛表现。

3. 小腿后部有广泛压痛，可以触及条索状痛性结节。

4. 小腿三头肌肌肉抗阻力收缩试验阳性。

二、手法治疗

1. 体位

治疗者体位：站立位，面向患者。

患者体位：俯卧位，足踝下垫小枕或小沙袋。

2. 手法

（1）一指禅推法：用轻柔的力推小腿三头肌肌筋膜触发点，时间1～3

分钟（图 8-32）。

　　（2）弹拨法：用轻柔的力弹拨小腿三头肌，时间 1 ~ 2 分钟（图 8-33）。

　　（3）掌推法：用掌根从上往下推小腿三头肌 3 ~ 5 次（图 8-34）。

　　（4）拿法：轻拿小腿三头肌 3 ~ 5 次（图 8-35）。

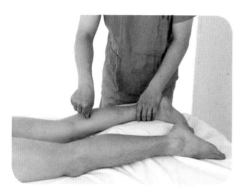

图 8-32　**一指禅推法**　　　　　　　　　图 8-33　**弹拨法**

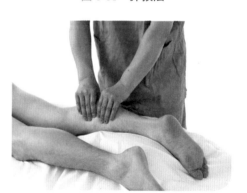

图 8-34　**掌推法**　　　　　　　　　图 8-35　**拿法**

三、注意事项

　　注意治疗与小腿三头肌共发的肌筋膜触发点，如踇趾长伸肌、踇趾长屈肌、胫骨后肌、胫骨前肌、趾伸肌的肌筋膜触发点。

四、小腿三头肌自我牵张疗法

　　见图 3-55，图 3-56，图 3-57。

第七节 腓骨肌肌筋膜触发点

腓骨肌（图 8-36）包括 3 块肌肉，即腓骨长肌、腓骨短肌和第三腓骨肌。腓骨长肌肌筋膜触发点位于腓骨小头下 2 ～ 3 厘米处（图 8-36a），腓骨长肌肌筋膜触发点牵涉痛弥散至小腿外侧面；腓骨短肌肌筋膜触发点与腓骨长肌肌筋膜触发点在同一中轴线上，靠近腓骨中下段的交界处，它的牵涉痛位置沿触发点下行，在外踝和其后集中，然后拐向前到足背外侧的后半部分。第三腓骨肌肌筋膜触发点位于小腿下段的前外侧腓骨的前面（图 8-36b），其牵涉痛形成两个部分，前部集中于小腿下段前外侧，并向下外侧弥散至足部中外侧区域，然后弥散到足趾后部；后部从触发点向后下斜行到后跟的外侧面。

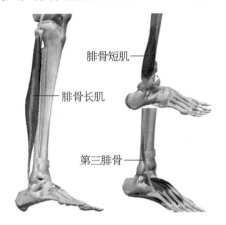

图 8-36　**腓骨肌结构图**

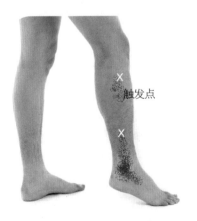

图 8-36a　**腓骨长肌、腓骨短肌肌筋膜触发点**

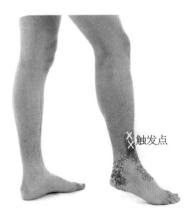

图 8-36b　**第三腓骨肌肌筋膜触发点**

患有腓骨肌肌筋膜触发点，患者主诉外踝前、上和后位置出现疼痛和压痛，踝关节处怕冷、怕风吹。这类患者的踝关节不稳定，常容易扭伤踝关节。很多患者常因这种损伤，激活腓骨肌肌筋膜触发点，导致损伤愈合后仍然存留踝关节疼痛，此时就需要治疗腓骨肌肌筋膜触发点。如果腓骨肌因肌筋膜触发点的力量变弱而无力支持踝关节，在踝关节内翻扭伤时，还会造成外踝骨折。腓骨长肌出现肌筋膜触发点后，在其起点处神经通过的孔会变得狭窄，狭窄的孔可以对腓神经产生压迫，然后出现腓深神经受压的症状，即垂足现象，以及足部远端麻木、刺痛，多见于第1、第2跖骨间皮肤麻木。

一、诊断要点

1. 有明显的踝关节损伤史。

2. 踝关节疼痛、发凉。

二、手法治疗

1. 体位

治疗者体位：坐位，面向患腿。

患者体位：仰卧位，患腿膝下可放一小枕，全身放松。

2. 手法

（1）一指禅推法：用轻柔的力推腓骨肌肌筋膜触发点，时间1～2分钟（图8-37）。

（2）弹拨法：用轻柔的力弹拨腓骨肌，时间1～2分钟（图8-38）。

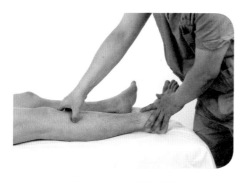

图 8-37　一指禅推法

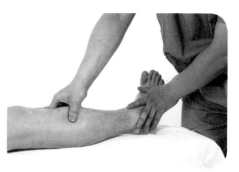

图 8-38　弹拨法

（3）掌推法：用掌根从上到下推腓骨肌 3 ～ 5 次（图 8-39）。

（4）按揉法：用掌根按揉腓骨肌，时间 1 ～ 2 分钟（图 8-40）。

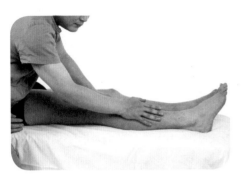

图 8-39　**掌推法**

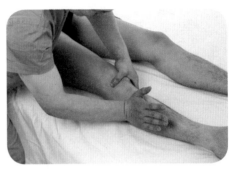

图 8-40　**按揉法**

三、注意事项

腓骨肌常与小腿三头肌共发肌筋膜触发点，要一起治疗。

四、腓骨肌自我牵张疗法

见图 3-58。

71